Welcome
BABY

宝宝渴望父母亲密的拥抱、

心跳的节奏、

熟悉的气味和身体的温暖，

需要父母无条件的关爱和自始至终的关怀。

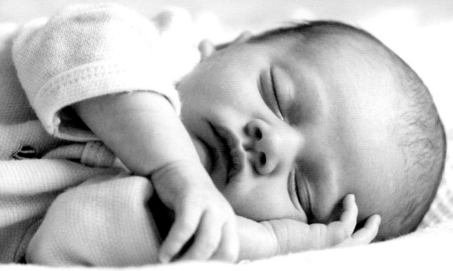

（新西兰）特蕾西·韦德
（新西兰）吉尔·丹蒙　著

李静　译

跟
好莱坞超级保姆
学育儿
新生儿护理睡眠喂养全搞定

全国百佳图书出版单位

化学工业出版社

·北 京·

图书在版编目（CIP）数据

跟好莱坞超级保姆学育儿 新生儿护理睡眠喂养全搞定
/（新西兰）特蕾西·韦德（Dorothy Waide），（新西兰）
吉尔·丹蒙（Jill Daamen）著；李静译．—北京：化学
工业出版社，2017.12
书名原文：You Simply Can't Spoil a Newborn:
The Essential Guide To Nurturing Your Baby In The
First Three Months
ISBN 978-7-122-30677-7

Ⅰ.①跟⋯ Ⅱ.①特⋯ ②吉⋯ ③李⋯ Ⅲ.①新生儿-
护理 Ⅳ.① R174

中国版本图书馆 CIP 数据核字（2017）第 234773 号

责任编辑：王丹娜　李　娜
责任校对：王素芹　　　　　　　　　内文设计：北京八度出版服务机构

出版发行：化学工业出版社（北京市东城区青年湖南街 13 号　邮政编码 100011）
印　　装：北京瑞禾彩色印刷有限公司
710mm×1000mm　1/16　印张 15　字数 186 千字　2018 年 5 月北京第 1 版第 1 次印刷

购书咨询：010-64518888（传真：010-64519686）　售后服务：010-64518899
网　　址：http://www.cip.com.cn
凡购买本书，如有缺损质量问题，本社销售中心负责调换。

定价：69.80 元　　　　　　　　　　　　　　　　版权所有　　违者必究

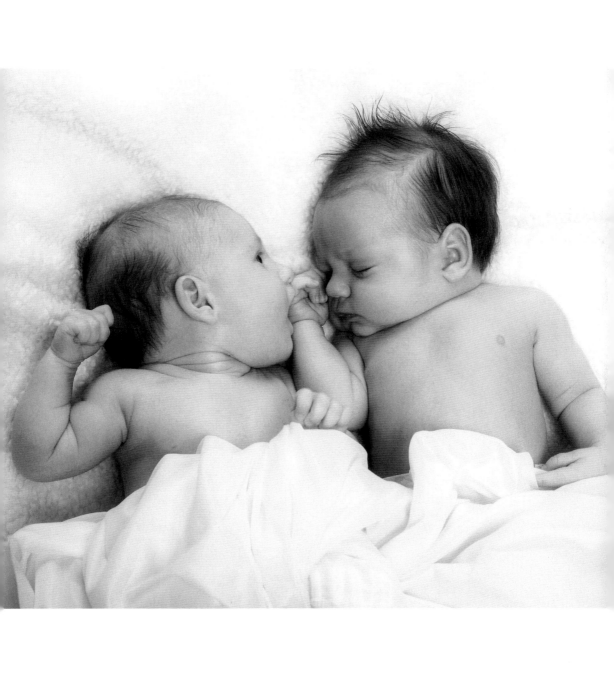

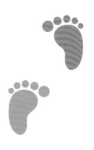

推荐序1 | *Foreword 1*

　　也许从怀孕初期时，你就买了大量育儿书籍仔细研读，关注了大量公众号，对当好父母信心满满。

　　的确，如今获取育儿资讯相当方便，但也会有一些绝对的观点在无形中影响我们，比如"你必须像超人一样，有强大内心面对一切困难"……这些观点使新爸爸和新妈妈都背负了巨大的精神压力，生怕自己犯一点错。

　　现代育儿理念并不强调事事"正确"，更何况适合其他宝宝的方法并不一定适合你的宝宝。育儿没有一定之规，家长要保持充足的自信，对于新生儿而言，宝宝快乐、父母舒服的方法才是最适合的。这也是本书贯穿始终的观点，值得大力推广。

　　本书作者虽然是外国人，但书中的方法同样适合中国宝宝。书中提供了许多详细实用的新生儿和新妈妈的护理知识，手把手教你用正确的姿势喂奶、拍嗝、包襁褓、换尿布……对于新生儿肠绞痛、吐奶、头痂，妈妈乳头破裂、乳腺炎、出奶不畅等常见问题，也有科学有效的解决办法。

　　另外，作者对于引导新生儿自己睡觉的经验非常丰富。如何安抚最闹人的宝宝，如何哄睡、如何教宝宝自己入睡、如何引导宝宝醒来后重新入睡……她都有一套自己的绝活，相信可以帮助家长们培养宝宝良好的睡眠习惯，从而提高全家人的生活质量。

　　最难能可贵的是，本书非常关注新爸爸和新妈妈的心理健康，书中有一些非常中肯的建议来指导夫妻间如何有效沟通与协作，使双方的交流更加顺畅。

　　祝每个家庭都能找到最适合自己宝宝的育儿方法，祝每个宝宝都能够健康成长。

国民育儿奶奶

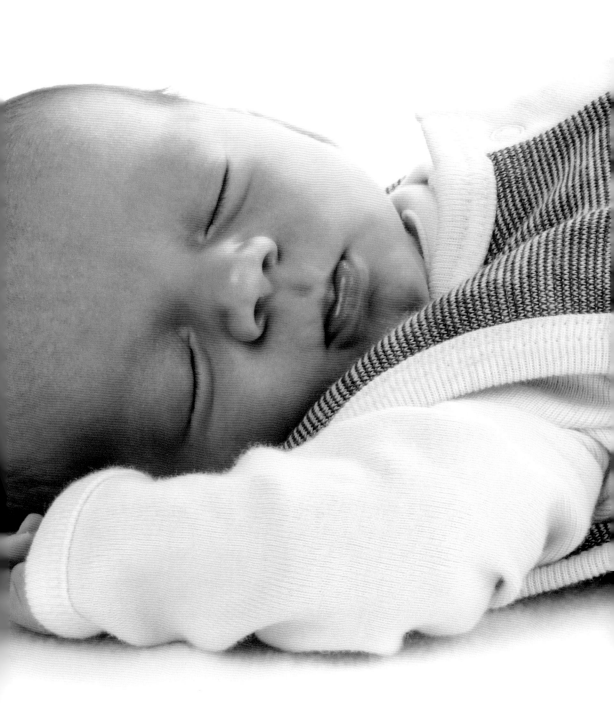

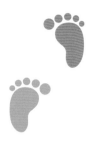

推荐序2 | *Foreword 2*

为人父母的喜悦令人无以言表——那是一种奇妙无比的情感，一种无与伦比的爱。一见到孩子就会没了判断力，会完全沉溺于对孩子的爱和孩子对父母的爱之中。

特蕾西第一次到我家应聘当保姆是在我儿子出生之后，几年后我女儿出生时我们又雇了她。

特蕾西的育儿知识极其渊博，也有多年与孩子和父母打交道的经验。她很有天分，又是专业人士；她力大无穷，精力充沛，永不知疲倦，忠于自己的职责。说实话，我们还不知道有什么育儿问题是特蕾西无法解决的。

她非常热情，对孩子充满爱意，善于解决实际问题，总是让我们安安稳稳地当好父母。

特蕾西的办法从来都不一般——她的宗旨是：每一个孩子与每一位家长都与众不同。

特蕾西处理每一个问题都极其认真贴心，又极富机智和幽默感，引导我们的孩子和我们这些父母顺利渡过孩子的每一个发育阶段。

她那些奇妙的技巧中，有一个就是教宝宝如何自己入睡和重新入睡的能力，这样宝宝们就可以安安稳稳地在黑夜中甜睡，我的两个孩子都获得了这一无价之宝。根据宝宝们的需要，为他们提供结构良好、灵活多变的环境，这样日常的育儿活动就不会太难，也不会夜夜不得安眠。

本书汇总了特蕾西30年来的育儿经验；本书充满智慧、非常可靠，而且直中要害，是每一位新手爸妈的必读书籍。

Catherine Zeta-Jones, Michael Douglas

美国好莱坞著名电影演员、超级明星

凯瑟琳·泽塔－琼斯与迈克尔·道格拉斯

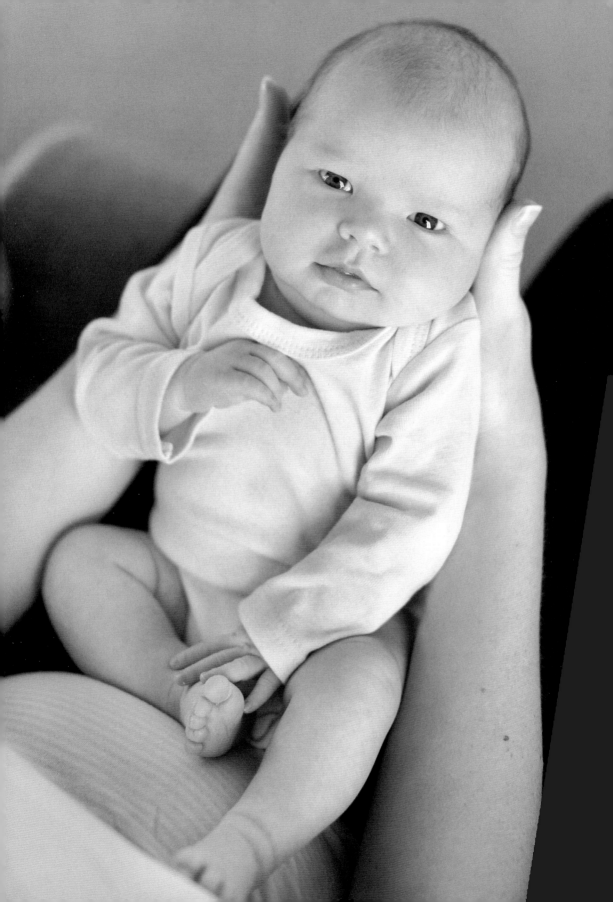

关于作者 | 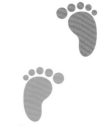 *About Dorothy Waide*

明星们的育儿大师

特蕾西·韦德是世界上最受人追捧的一位育儿顾问，她的育儿方法非常实用，她的从业经验长达30年。特蕾西于20世纪70年代在新西兰拉纳克育儿护理学院接受培训，随后的20多年来她都在国外居住，住在好莱坞名流、媒体大亨及商业巨头们的家中——这些人都要求精益求精。特蕾西一般会在有新生儿的家庭中住上2周到6个月的时间，引导并支持新生儿的父母踏上为人父母之路。

特蕾西被誉为"育儿大师"和"儿语专家"，她首次指出自己不能因大人物和奢华的居室而忘乎所以，而是要去迎接新生命。

每次接手新工作，特蕾西都会快速适应新家庭的日常生活节奏。工作结束之时，新生儿的爸爸妈妈都能更放心、更轻松，也能更加自信地继续他们的育儿旅程。

她的专业技能跨越了文化和地理的界限——她的足迹遍布全球许多国家。她拥有不可思议的能力，即便最难哄的婴儿和幼童在她的抚慰下都会安安静静，再加上渊博而深厚的知识，特蕾西因此在当今众多的育儿大师中独树一帜。

全世界许多曾与她接触过的客户们对她都很满意，大家一致认为："特蕾西不了解的育儿知识就不需要了解。"

目 录

contents

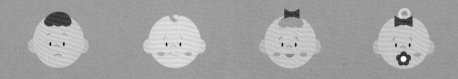

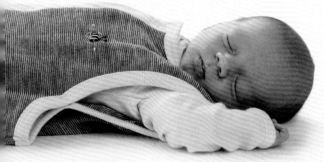

目 录

contents

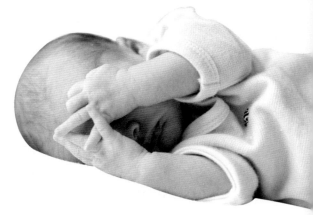

目 录
c o n t e n t s

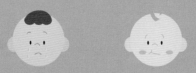

Part 4　婴儿的护理常识

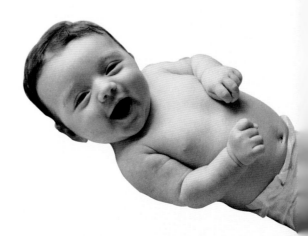

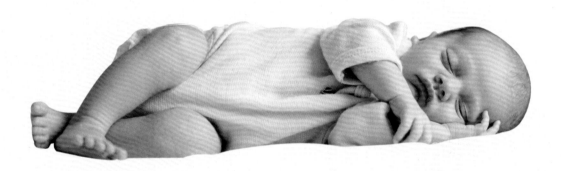

目录

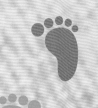

Part 1

婴儿护理：父母要做好准备

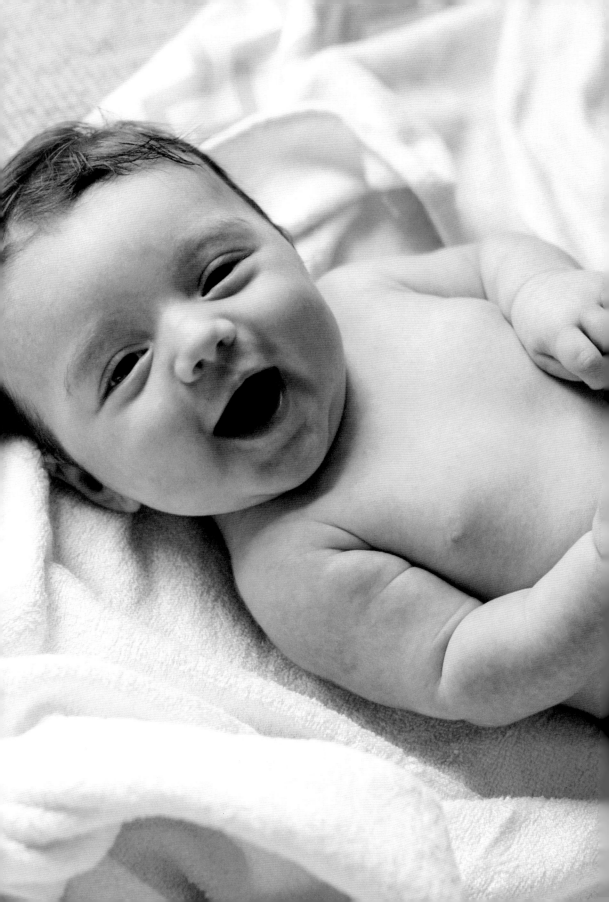

为什么呵护如此重要

从小宝宝的角度来想象一下：九个月来，羊水像床垫一样保护着他，没有声音，没有光，只有自己怦怦的心跳声，靠脐带输送营养，也不用操心去想什么计划什么安排……

然后宝宝就出生了。

对宝宝来说，我们的世界明亮又吵闹，非常陌生。受到这种刺激，宝宝的感官高度警觉，每时每刻都是一种新的体验。

大自然赋予了宝宝至关重要的东西 —— 条件反射，比如惊跳反射（莫罗反射）、抓握反射、觅食反射，以及生存本能。宝宝的生长和发育需要食物和睡眠。为了生存，宝宝需要被呵护、爱和安全感。

宝宝不会被宠坏的 —— 你的孩子需要很多很多的爱！

一定要在前三个月里当个好妈妈，其实原因很简单：前三个月对宝宝来说是个极其重要的阶段，父母应该抓住这个独一无二的机会打好坚实的基础，为可以延续一生的爱打好基础。

此时的爸爸妈妈们 —— 初为父母或多次生育 —— 同样需要别人的帮助来解决他们每天面对的那些无穷无尽的问题。这些问题包括：

宝宝刚出生的几周，父母最适合蜗居在家，与宝宝一起享受美好时光，相互了解。我认为这种做法可以为孩子未来的人生打下坚实的基础。

- 摇着宝宝睡觉是不是说从此以后我都要哄着他睡觉呢？
- 患了乳腺炎能母乳喂奶吗？
- 晚上喂奶要不要叫醒宝宝？
- 不喂母乳，我就不是个好妈妈吗？

所有的父母都希望自己做出正确的选择，自己的所作所为对孩子都是最好的，也都想努力成为最好的父母。

我真心认为照顾宝宝的方法无所谓对错，只是有的方法更简单、有的更难而已，不过那些貌似最简单的方法或"捷径"在时间长河的淘洗中反而常常是最难的。

本书的写作目的是为了帮助各位家长避开最初的12周内常见的错误陷阱。本书并不是一本"规则手册"，只是整理了一些经过反复验证的方法，能够轻易地应用于日常的育儿生活中。虽然没有设定规则，但是本书把现代生活方式考虑在内，并认为每一个宝宝和每一位家长都各不相同。

我的目标就是为各位提供多个选择，好让大家根据自己家庭的实际情况，找到最适合自己的道路。

安抚最闹人的宝宝、教会宝宝们自己入睡和重新入睡，关于以上问题，我给出了一些实际性的建议，包括如何解决常见的母乳喂养问题、规划时间、和孩子的关系以及孩子出生后几周内的情感需求。

现今很多育儿书都是心理学家、儿科专家和学者所著，而本书则是基于我30多年来在全世界各地多个家庭中长期积累的亲身体验而写成，旨在帮助不同文化和不同经济背景的家长们走好育儿之路。

"不要画蛇添足"

宝宝高兴，妈妈才高兴。不要做出任何改变！你或你的宝宝不高兴，或者你的所作所为不再有用时才有必要改变。一天结束之时如果一切顺利，就不要画蛇添足。

来到这个世界的小宝宝需要大人无条件的关爱、自始至终的关怀。大人需要教会他们规矩，帮助宝宝了解新的世界和自己生活的地方。我认为亲人的呵护就是秘密武器，能帮助宝宝缓冲从子宫到外在世界的转换，让他们吃得好、睡得好。

根据我的经验，日常安排过于僵化会给家长带来不必要的压力，家长不停地看时间，结果就无法和宝宝共度美好时光。同样，完全以宝宝为主导的关怀照顾会很辛苦，对身体和情感的要求很高，难以持久。我将父母为主导和宝宝为主导的育儿方法相结合，尽量不偏不倚。

我认为最适合自己家庭的日常安排就是最好的，最能够反映出你和宝宝的需求，最能够自然地适应宝宝睡眠和喂养的节奏。我需要做的只是帮宝宝的家长找到最为适合的日常节奏，而不需要一成不变的日程安

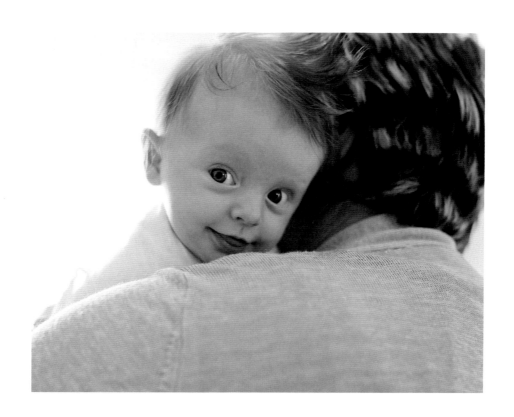

排或过度紧张的关怀照顾。

本书的核心由有关睡眠、自己入睡和重新入睡等重要章节构成，也勾勒出我独特的方法 —— "轻松育儿"，能帮宝宝安眠。

根据我的经验，小于12周的宝宝不能自己入睡 —— 这些技能不是天生的。所以，把哇哇大哭的宝宝单独放到摇篮里或婴儿床上没有意义（也违反了育儿的规律）—— 他们不知道如何入睡，需要我们教他们、引导他们。

不过，自己入睡和重新入睡不是一夜之间就能学会的，最初的12周是打基础的最好机会，在12到16周之间，宝宝能学会一些基本的技能，有了自信后，不需要外力就能自己入睡和重新入睡。

通过识别喂养和睡眠之间极为重要的关联，我要向家长们强调条件反射非常重要，包括夜间喂奶、喂奶后睡眠、打瞌睡和"加餐"的条件反射。

本书专为那些没有时间、累死累活的爸妈们所著，所以书中的细节都清晰明了、简明扼要、重点突出，使用照片和插图以便查阅。本书以育儿主题划分结构，而不是发育阶段，也承认不同的宝宝成长速度不同。

为人父母需要不断发现怎样对自己和宝宝才是最好的。我鼓励大家协调宝宝的需求，遵循宝宝的本能来了解他何时累了、饿了或想要抱抱。这样可以帮助宝宝相信新的世界，也让家长更有自信，相信自己能成为爱心满满、细心周到的爸爸妈妈。

不管你住在城市的高楼大厦里，还是居于农村，我给所有家长的建议很简单：宝宝不会被宠坏，过于溺爱而宠坏宝宝是不可能的。

新妈妈要学会关爱自己

初为父母非常耗费体力和脑力。不过，新妈妈的健康与宝宝的成长和发育同等重要。父母越幸福、越健康，就越能在未来几周内更好地照顾自己和新生的宝宝。

- 照顾好自己，多休息。
- 不要过于强求事事正确。
- 寻求并接受别人的帮助。
- 注意自己的情绪。
- 宝宝休息你也休息；宝宝吃饭你也吃饭。

对自己好点。你和宝宝都要多休息，如果有其他人帮忙，这就很容易实现。专业人士、亲密好友或家庭成员，你都可以向他们求助并接受他们的帮助，从而建立自己的后备队伍。你不需要事事亲力亲为。

要是没人帮你，宝宝睡觉你也要休息。千万不要落入这样的陷阱：我先洗洗衣服、拖拖地，然后再休息——刚开始那几周，不能保证你的宝宝会睡多长时间。先休息，然后再做家务。小睡一下就能创造奇迹，能让你重新恢复活力。

在手边放点零食和水，这样宝宝吃饭，你也能吃点东西。你要是另外还有一两个大点的孩子，不妨和他们一起在下午小睡一会儿，这样家人就能平静地共度时光，加深彼此之间的感情。

有些妈妈的产后荷尔蒙能产生一种愉悦感和大量精力，但在宝宝出

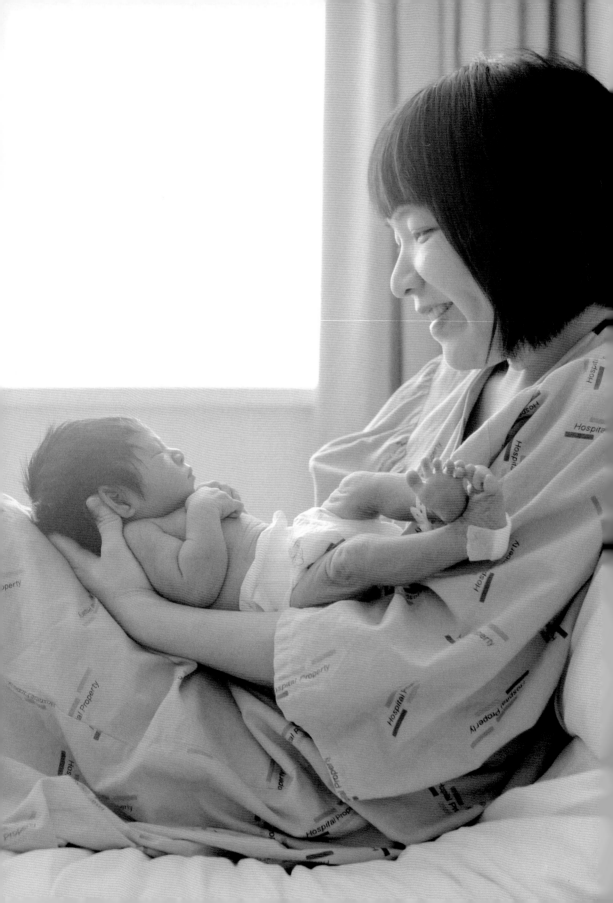

生后第一周就会突然消退。有了这种意识，妈妈们就明白这种情况很正常，就能更好地安排自己的时间和精力。

○ 不要对自己期望过高

不要过于强求事事"正确"。多尝试，不要怕失败，不要觉得自己或宝宝都完美无缺。时不时犯错或以为自己犯错，不要因此愧疚 —— 记住，为人父母无所谓对错。另外，宝宝永远都可以被原谅！对自己和宝宝期望越低，结果反而会越好。

注意自己的情绪。初为父母的前几周，由于荷尔蒙的变化、缺乏睡眠及感情因素，你会自然而然地经历极端的情绪波动和多种情感混杂。很多妈妈谈起自己的宝宝，都无法抑制对宝宝的关爱。很少人会公开谈到初为父母时经历的不适、焦虑和猜疑，其实这些比你想象的更为常见。感到焦虑并不是说你就是坏妈妈，多数妈妈都要花时间来适应。

有些妈妈不知道和自己的伴侣、家人或朋友能说些什么，不能说些什么。她们担心说的过多会说明自己能力不足或不堪一击，所以不倾诉、不分享的妈妈占大多数。

吐露心声能帮你减轻负担。给伴侣一个机会，让他们了解自己的经历，这通常会加深你们之间的感情。随着时间的流逝，你和宝宝会更自信，你照顾宝宝也会更容易。

积极向上

- 不要着急。
- 尽量平静、耐心。

- 和好朋友及支持你的家人在一起。

- 主动要求帮助，别等着别人帮你。

- 不要觉得自己一定要当完美妈妈 —— 完美妈妈不存在！

- 完美宝宝也不存在。

- 不要受计划的限制 —— 只要说"不"就好。

- 时不时放松一下。

○ 学会时间安排

今天做不了的事完全可以等到明天。

最大的变化是你的生活节奏 —— 什么事都比你预料的更耗时间。20分钟内就能跳上汽车去购物的日子一去不复返了 —— 只是准备上车就要这么多时间！

好办法就是尽量趁着上午自己更有活力的时候多做事，这样下午就会有时间和宝宝在一起或处理突发事件。

不要期望过高。妈妈们总说一天做不了多少事。太棒了！我认为这说明你是好妈妈了，你的安排非常正确。因为让宝宝感到安全、受到关注、需求得到满足需要很长时间。

不要受计划的限制。新妈妈永远有改变主意的权利。

◆ 尊重自己

正常的社交环境必定可以帮新妈妈保持活力。如果客人在午睡时来访，就没有必要和平时一样那么热情。要尊重自己，为自己创造空间。最初的几周，更重要的是尊重自己、宝宝以及家人最迫切的需求，而不是去迁就他人。

建议你最好在大门上挂一个简单的牌子"谢绝不速之客"或者"对不起，我们正在睡觉"。这样做也可以防止快递员和推销员敲响家门。

◆ 筋疲力尽怎么办

筋疲力尽、心神不定或深感绝望的情况比你想的更常见，但很多妈妈都不会公开谈论，害怕自己是不合格的妈妈。为人父母与成功无关 —— 这不是比赛！

显露自己的沮丧和疲惫可以帮你建立与宝宝的关系，也有助于你们一起找到解决办法。

你和宝宝在一起总要达到最好，这是很自然的，但也要承认宝宝哭得伤心欲绝时，你会觉得一点都不想呵护宝宝或给他喂奶。感情纽带并不仅仅是共度好时光和拥抱就能解决的 —— 也要在艰难时刻坚持下去。这时，要和宝宝保持一定的距离。振作起来并深呼吸。打个电话，请人帮忙，找人倾诉一下。必要时离开一下，把宝宝托付给你信任的人。

要人帮忙并不是自己不合格 —— 相反，这说明你知道自己的极限，并尊重自己。

做决定时：

- 要坚持到底，仔细考虑并保持不变。
- 行事要遵循自己的规矩，而不是迁就他人。
- 决策要满足自己和宝宝的需要。
- 开放思想，客观地面对自己的挑战。
- 犯错时，不要太过苛责自己 —— 错误会让我们学到更多东西。

○ 帮助伴侣适应新角色

伴侣是你最好的盟友。也就是说，在为人父母的某些关键时刻，伴侣能帮你很大的忙。

要牢记，伴侣也在学习，你们两人一起步入了新的领域。你们双方会相互审视，都急迫地想要把事情做好而不犯错。大家可能都磨得没什么脾气了，事情都一团乱麻，会出现交流不畅或不清不楚的情况。

多数伴侣都想照顾宝宝，只是不知道怎么帮忙而已。对伴侣们来说，好像你一直都忙着照看孩子，不会轻易地把活儿分派给他们。

首先，想出办法，让你的伴侣能积极地参与其中，慢慢鼓励他们参与。例如，伴侣可以充当"真人暖床"，帮忙安抚你的宝宝入睡。

办法如下：喂奶后，把宝宝交给伴侣，他就会立刻充满信心，同时也会知道宝宝未来一个半小时不需要再吃奶了。放权给伴侣会让他们更自信，孩子哭的时候，也能立刻排除饥饿，而倾向于疲倦等原因。这种方法特别适合母乳喂养妈妈的伴侣 —— 母乳喂养的妈妈常常会很累。

其他能请伴侣做的事情包括帮宝宝打奶嗝、替宝宝洗澡、换尿布和喂奶粉。准备餐饭、铺床、帮忙干其他家务等这些你分身无暇的工作也可以让你的伴侣来做。

注意不要总是命令或干涉伴侣。最好让他们看看你是怎么做的，同时用商量的口气说："这样做更容易些。"然后就不要管了。这一点我必须反复强调。

重要的一点就是要给伴侣一定的空间和信任。过度保护的妈妈很容易会事无巨细，亲力亲为。你的伴侣通常可以做一些具体的工作，要相

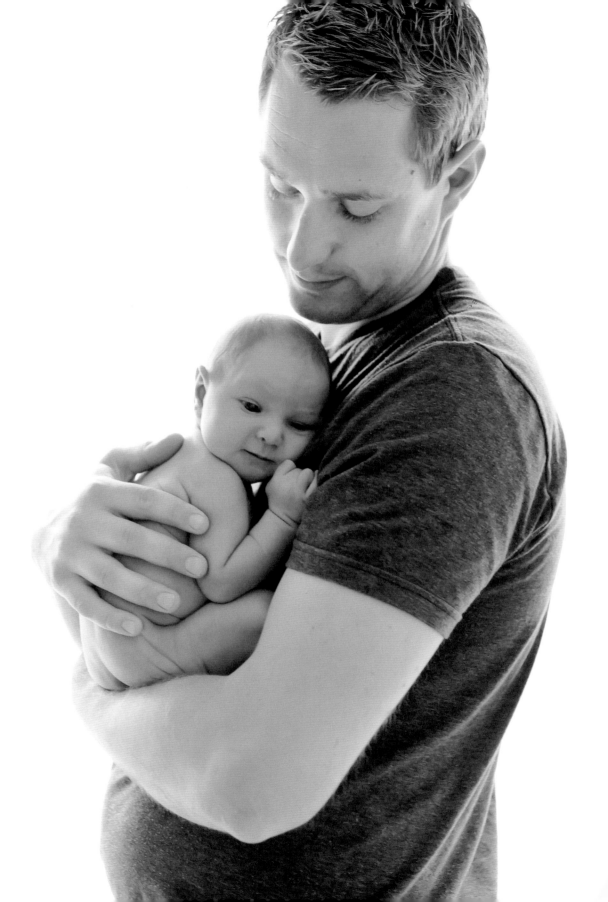

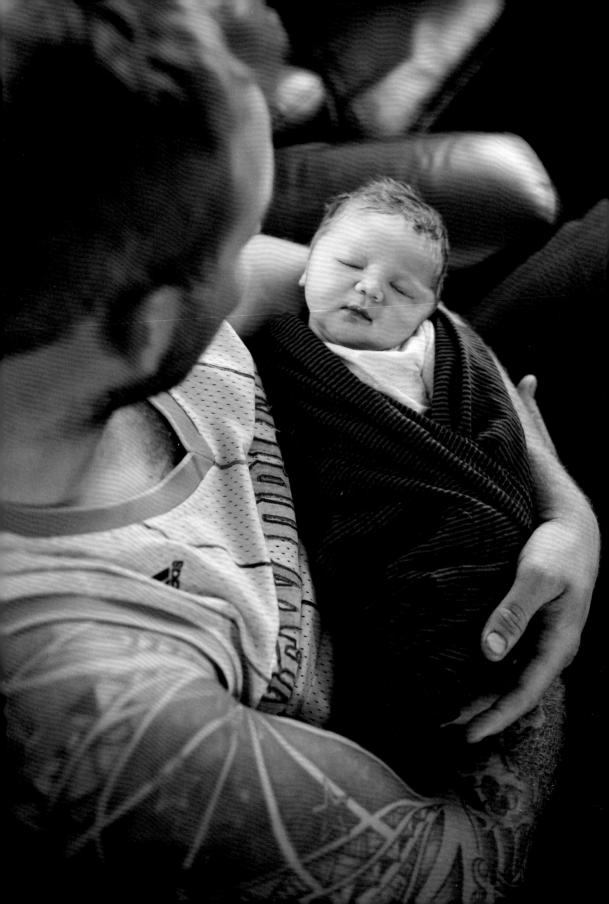

信他们，这样不仅可以让他们更有信心，还可以让你在心理和身体上得到很大帮助。有了伴侣的帮忙，多数妈妈都得以解放，但有些新妈妈还是需要去学习如何稍微"放手"一下。

另外，你可以让伴侣给宝宝揉揉肩或搓搓脚，这对你们照顾宝宝非常有用，值得一试！

要团队合作。首先，双方要保持良好的关系，尽量不要过于挑剔，特别是在脾气糟糕之时。

○ 怎样和家人相处

◆ 父母和其他亲戚

- 刚开始最好一起制定基本规则。
- 告诉他们很感谢他们的帮忙，并礼貌地说出要他们怎么帮你们。
- 要牢记，怎么照顾孩子每一代都会不同，所以有时你们可能意见相左。
- 要记得，总的来说，多数家人本意都是好的。

◆ 各种各样的意见

你可以倾听、过滤、同意或不同意他们的意见。

到你家做客的每个人可能都会提提意见，比如要不要母乳喂养、用布做的尿布还是一次性纸尿裤、生产后回去上班还是待在家里……周围的人会觉得一定要替你做决定，或至少指手画脚一番。这是打基础的好机会，帮你学习如何养育孩子，一切要以你自己的需要为基础，而不要事事听从他人。听听建议没关系，但要不要采纳由你决定。

◆ 媒体和社交网络

当今世界充斥着各种不同来源的信息。想想其目的和接受采访的"专家" —— 这些信息是真的吗？或者只是营销手段或政治宣传？他们合格吗？经验丰富吗？最重要的是，他们的意见是否引起你的共鸣，是否能对你如何为人父母有所提示？无论非医学还是医学领域的育儿专家都相当有自信。但家长保持自信更重要，听取意见时，要遵循自己的本能。根据我的经验，家长的直觉或许会很有价值。如果你觉得某些建议让你感到不舒服，要仔细斟酌，听从本能，另选他法。

到了10天或2周时，宝宝开始觉得放松，更加适应新的世界，就像含苞待放的玫瑰花蕾，慢慢绽开，家长逐渐觉得更有信心。

各种博客、论坛和其他社交网络为家长提供了一个平台，他们可以和其他人分享共同的兴趣爱好。但要记住这些信息都未经筛选，也都没有经过加工。不要过于摇摆不定，要多用常识来考虑。

不要总是拿你的情况和媒体名流的相比 —— 那些都是经过修饰的完美版本，不是真实情况。相信我，我知道的！

◆ 大家庭

家人的期望可能过于传统或与文化习俗有关，你会发现自己与一些长辈意见不同。最后，不能否认的一点是：你们才是孩子的父母。

使用"OK"咒语

一切OK：

- 房子乱糟糟也OK。
- 下午3点或全天穿着睡衣也OK。
- 规定好会客时间也OK。
- 不在状态时拒绝访客也OK。
- 客人来看时拒绝把宝宝唤醒也OK。
- 请客人等你一下，而不是你等客人也OK。
- 要求客人在抱宝宝前洗手或用免洗啫喱清洁双手也OK。

○ 了解产后抑郁症

◆ 产后最初几天的荷尔蒙

多数妈妈在产后最初几天情绪变化很大，通常还会因为产后荷尔蒙波动而更加猛烈。这很正常，特别是产后三四天，新妈妈会一连几个小时或几天都觉得很伤心、不堪重负或脾气暴躁。这些"产后抑郁症"通常会随着出乳和孕期荷尔蒙的消退而同步变化。

◆ 产后抑郁症

产后抑郁症（PND）可以在不同程度上得到治疗，这种病比多数人认为的更加常见。10%～15%的新妈妈都会患病，不过研究表明产后抑郁症常常会被误诊或隐瞒，真实的数字可能高达25%或30%。

重要的是，尽管有些妈妈的产后抑郁症多发生在生产后最初6周，实际上整整一年都随时可能得上产后抑郁症。

如果你觉得自己患上了产后抑郁症，最好联系医生或健康顾问，他们能帮你找到最佳治疗方法。健康咨询和药物治疗能帮你改善情况。我建议你尽快寻求帮助 —— 要坚信向他人求助没什么可耻的。

通常都是好友、家人或伴侣最先发现病症，因此最好让每个人都了解产后抑郁症的症状并多加小心。

产后抑郁症包括以下某些或所有症状：

- 情绪低落

- 持续疲劳

- 入睡困难

- 与宝宝交流困难

- 精神萎靡

- 无故哭泣

- 伤心

- 无法适应

- 过度焦虑

- 胃口不佳或糖代谢紊乱

- 与伴侣相处困难

- 不和家人朋友交流

请参看爱丁堡产后抑郁症量表（EPDS）。

爱丁堡产后抑郁症量表（EPDS）

如果你怀孕或最近刚生了孩子，最好要了解自己的情绪变化。

请根据最近7天的情绪变化选择下列各项，不仅仅包括今天的感受。

最近7天：

1. 我会笑，会看到事物的光明面

（1）一直 　　　　　　　　（2）现在不太常有

（3）现在很少 　　　　　　（4）没有

2. 我希望享受乐趣

（1）一直 　　　　　　　　（2）比以前少了

（3）比以前大大减少 　　　（4）几乎没有

★ 3. 犯错时我会责备自己

（1）是的，总是如此 　　　（2）是的，有时

（3）不太经常 　　　　　　（4）从未

4. 我曾无缘无故感到焦虑

（1）从来没有 　　　　　　（2）很少

（3）有时 　　　　　　　　（4）经常

★ 5. 我曾无缘无故感到害怕

（1）是的，经常 　　　　　（2）是的，有时

（3）不，不太经常 　　　　（4）不，根本没有

★ 6. 事情超出了我能忍受的范围

（1）是的，大多如此，我根本无法应对

（2）是的，有时，我无法和以前一样处理

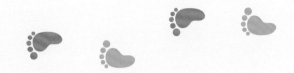

（3）不，多数都能很好处理

（4）不，和以前一样能好好处理

★ 7. 我很不高兴，入睡困难

（1）是的，大多如此　　　　　（2）是的，有时

（3）不太经常　　　　　　　　（4）不，根本没有

★ 8. 我觉得伤心或悲伤

（1）是的，大多如此　　　　　（2）是的，经常

（3）不太经常　　　　　　　　（4）不，根本没有

★ 9. 我伤心到哭

（1）是的，大多如此　　　　　（2）是的，经常

（3）有时　　　　　　　　　　（4）不，根本没有

★ 10. 我曾想过伤害自己

（1）是的，经常　　　　　　　（2）有时

（3）很少　　　　　　　　　　（4）从未

产后抑郁症是最为常见的分娩并发症。爱丁堡产后抑郁症量表（EPDS）有10个问题，能很有效地识别病人是否有患产后抑郁症的风险。EPDS很容易使用，且已证明是一种很有效的产后抑郁症筛选工具。

得分超过13的妈妈可能患有产后抑郁症，程度不等。EPDS得分不能代替临床诊断。

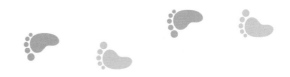

要仔细进行临床检查才能确诊。该量表显示了新妈妈们一周内的感受。如果不能确诊，2周后再做一次可能会更有用些。该量表不能检测患有焦虑性神经官能症、恐惧症或人格障碍的妈妈们。

计分

问题1、2和4（不带★）分值为0、1、2、3。即选项1得分为0，而选项4得分为3。

问题3、5-10（带★）则反向计分。即选项1得分为3，而选项4得分为0。

请把得分相加。

最高得分：30

可能患病：10或高于10

问题10一定要注意（有自杀倾向）

爱丁堡产后抑郁症量表使用说明：

1. 要求新妈妈根据最近7天的感受选出最为接近的答案。

2. 所有题目必须完成。

3. 回答问题时不要和其他人讨论（由本人回答）。

4. 妈妈们要独立完成量表。

◆ 产后精神病

产后精神病是一种很严重的精神疾病，每1000个分娩后的母亲中就会有一两个患病。其原因不明，不过荷尔蒙和生物失衡可能是其诱因。

产后精神病通常会在产后前几周出现，主要特征都是精神病的症状，包括以下某些或全部选项：

- 感觉脱离了现实
- 出现幻觉和幻象
- 思维混乱或心理不正常
- 狂躁或多动
- 没胃口或吃得过多
- 想自杀
- 想要伤害自己或宝宝
- 入睡困难
- 极度抑郁

患者通常无法意识到自己的行为。因此，伴侣、朋友和家人要时刻警惕，一旦有患产后精神病的迹象，应立即联络专业人士。

◆ 新爸爸和产后抑郁症

新爸爸也会得产后抑郁症，只是大家很少提及罢了。新爸爸们也经常会感到易怒、焦虑、失眠、失去幽默感、不愿接触人群、工作时压力增加以及人际关系紧张。务必要联络专业人士 —— 要意识到没有必要保持沉默，要随时找人帮忙。

一些研究认为压力会使精神疾病恶化，想要当好父母或"超级妈妈"和"超级爸爸"的压力让病情更严重。准妈妈和准爸爸都要注意心理健康 —— 包括产前、产中和产后几周。

至理名言

"这是我的第2个孩子 —— 我应该了解他！"
不，没有必要……每个宝宝都与众不同。为人父
母应量体裁衣：养育孩子并没有万全之策。

○ 伤口缝针后的处理方法

如果你在生产中遭到了缝针，伤口缝针后会肿起，小便时会感到疼痛。排尿后用水淋洗会阴处。用吹风机的低热档吹干，不要用毛巾。可以用冷冻过的卫生巾或者一次性手套装水来暂时缓解疼痛。剖腹产的伤口要保持干燥，可以在内裤里垫上卫生巾来保护。

○ 哺乳期避免再次怀孕

很多妈妈们都曾听说母乳喂养可以避孕，但事实则完全相反。有些女人刚生过孩子没多久就又怀孕了，她们往往没注意到自己排卵了。

进行正常的性生活之前请咨询医生，了解何时开始避孕为好。

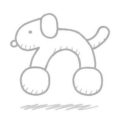

呵护第一

产后最初12周 —— 通常称为"第四孕期" —— 是呵护宝宝的最佳时机。

呵护照顾能帮你的宝宝适应子宫外的世界。这条主线贯穿育儿的方方面面。从出生第一天，呵护就开始了，随宝宝的慢慢长大而不断发展，亲子关系会加深，情感需求也会改变。

呵护的几个关键：

- 创造一个能让宝宝感到安全和学会信任的环境。
- 帮宝宝缓冲从子宫到外在世界的过程，为宝宝的情感生活打好基础。
- 无条件地爱孩子。
- 定下日常生活的基调，这是安抚宝宝的关键，有助于形成健康睡眠和喂养的节奏。

宝宝渴望父母亲密的拥抱、心跳的节奏、熟悉的气味和身体的温暖。亲密的接触能模仿子宫的环境，帮助塑造信任感，确保宝宝在子宫外的生活安全无忧。

在某种意义上，父母就像减震器 —— 紧紧抱着宝宝能吸收掉宝宝的焦虑和紧张，这样宝宝就能放松、更有安全感。

新生儿和你相处的时间越久，他们就会越有信心和安全感。和其他抚养关系一样，宝宝越舒服，就会越放松，从而更能适应新世界，正常成长。

随着时间的流逝和经历共享，你和宝宝的关系会更加亲密。尽量让宝宝成为你世界的中心。宝宝哭，要快速回应；宝宝饿，要喂奶；尿布

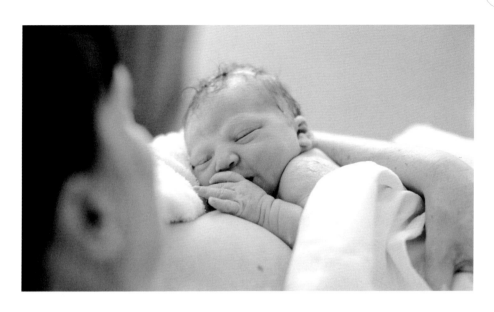

更要及时更换。

每个宝宝都与众不同，都需要格外的呵护。有时宝宝烦躁不安，就可能需要更多呵护才能安抚他。产后初期几周过得很快，重要的是要利用每一次呵护的机会。

呵护不完全是"做"，有时只是一种"状态"。喂奶、拍奶嗝、换尿布和帮宝宝入睡是呵护宝宝的全部，也是与宝宝协调一致的全部。呵护不需要言语，可能只是被动的行为，比如宝宝睡觉时看着、静静地抱着或者一起睡。

对有些父母来说，了解自己的宝宝或许是他们人生中最为特殊的事情——令人生畏，无法抗拒，同时又很有满足感且收益颇多。很多父母一开始很焦虑、害怕失败。随着时间的流逝，父母就会放弃那些不合理的期望，内心通常会更为强大。我一直鼓励新爸新妈要相信自己，遵从本能——我坚信这是帮助家长适应新环境的关键。

产后前几周如何展开呵护会大大受到生产经历的影响。如果产后没有恢复，就会没力气抱宝宝，这时要放下心来，只要确信保持亲密对你们双方都有利就足够了。

○ 肌肤接触

无数心理学研究都强调，在孩子刚出生及前几周内，多与父母进行肌肤接触会受益无穷。肌肤接触有助于安抚不安的宝宝，有利于喂奶和增强亲子关系。

《生物精神病学》杂志上的研究证明，长期远离妈妈的宝宝压力很大。人类是唯一母婴分离的哺乳动物，这对宝宝造成的生理影响直到最近才明了：研究人员检测了入睡婴儿的心跳变化，这些婴儿都刚出生两天，与妈妈皮肤接触一个小时，睡眠时则独自躺在摇篮或小床里，就在妈妈的床边。和皮肤接触期间相比，与妈妈分离时，新生儿的自主活动性（神经系统的干扰）高176%，而静静入睡时低86%。

以下是所有宝宝有反应或喜欢的事，以及宝宝们不喜欢的事。

宝宝喜欢的事：

- 摇篮、依偎以及被紧紧环抱。
- 喂奶。
- 皮肤接触。
- 你的面部表情。
- 安抚的声调。
- 你的气味。
- 同睡时的安全感。

宝宝会很有压力：

- 突然变化。
- 快速移动。
- 长时间独自哭泣没人看管。
- 饥饿。
- 睡眠不足 —— 如何入睡，宝宝需要人来教。

- 较大的噪声、亮光。
- 家里人来人往。
- 父母压力大 —— 宝宝能感觉到屋里的焦虑气氛。

○ 最初几天

短短几天就会翻天覆地。最初几天如何展开呵护要看你的生产经验以及你是否有其他孩子。保护自己、尊重自己和宝宝的睡眠需要。

尽量排除外在影响，根据宝宝的步调重新调整自己的日程。夜间和白天的日程安排没什么区别，多数时候都是喂奶、休息和发呆。这一独特的阶段是家人相互了解、携手共度的重要时光。

○ 每个宝宝都独一无二

所有宝宝都独一无二，即使同胞兄弟姐妹也会在很多方面都大不相同。有些新生儿在最初10天内都不怎么张开眼，需要弄醒宝宝来喂奶，而有些宝宝则会一直警醒，很难入睡。

随后几周是和宝宝加深感情和了解宝宝的好机会。

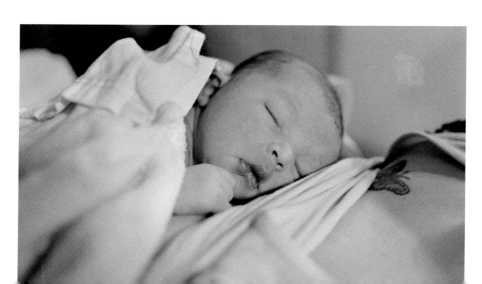

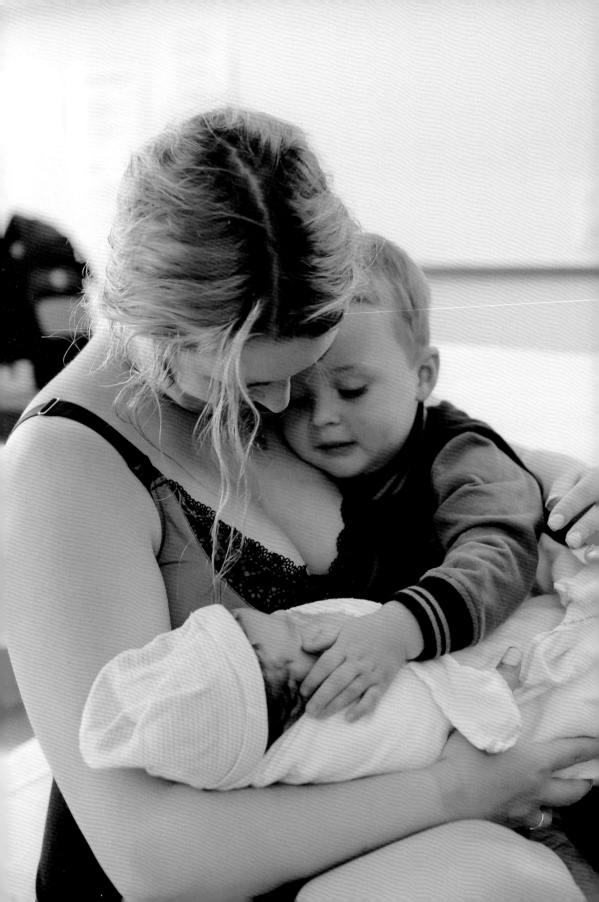

哥哥姐姐和宝宝

○ 宝宝出生前父母怎样做

宝宝出生前要先做好安排，对宝宝的哥哥姐姐做出应有的改变。例如，宝宝出生前，事先告诉哥哥姐姐也许需要换床、换地方或搬房间，以给新生儿腾地方。这样哥哥姐姐就不易觉得被替代或受到侵犯。

还有一个好办法，可以让哥哥姐姐看相关的儿童绘本，告诉他们小宝宝快来了。比如：有一本特别温馨的讲宝宝出生的绘本，《袋鼠宝宝出生了》（铃木绘本丛书，化学工业出版社出版），推荐给家里的大宝们看。

以新宝宝的名义为哥哥姐姐准备一份礼物 —— 最好是娃娃或玩具形式的小宝宝。很多孩子都把新生儿的到来看作是玩过家家的好机会。有些孩子只是观察就很满足。不过，如果他们愿意动手，就送他们一个娃娃，这样他们就会模仿你的行为，慢慢照顾小宝宝。

○ 宝宝出生后父母怎样做

孩子们会非常专心，努力学习每一个小小细节，急切地想要帮你照顾刚出生的小宝宝。

　　大多数孩子只是想要融入哥哥或姐姐的角色。不要拒绝他们，那会让他们更沮丧、更嫉妒，尽量安抚他们，要诚实地回答他们的问题。邀请他们和你一起为宝宝喂奶、换尿布或洗澡。记住，对每个人来说，这都是一次崭新而迷人的经历。

　　利用语言加强新生儿和大孩子之间的关系，让大孩子和宝宝更亲密、彼此更有归属感。不要口中不离"小宝宝"，而要多问"你想看看宝宝吗？"不要对几岁的小孩要求太高，不要觉得他们个个都想当大女孩或大男孩。

　　尽早采用实用点的办法，这主要看年龄，比如邀请大孩子给宝宝摇一摇摇篮。这就承认了孩子的权利，让他们有被爱的感觉。做这些事的时候父母最好能空出手来，好给大孩子帮忙。

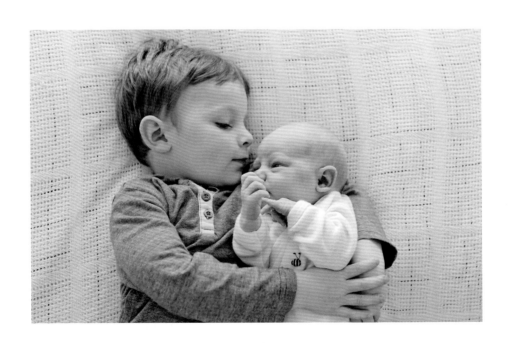

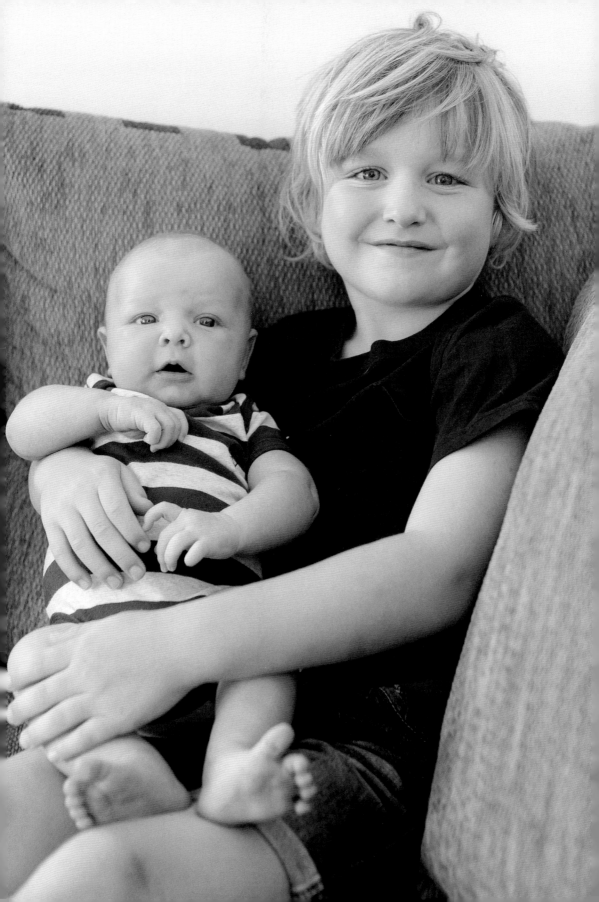

○ 如何对待过度热心的大孩子

父母要有好办法来应对那些可能会伤害到宝宝的孩子。如果你不确定，不要怕找人帮忙。

拒绝大孩子常常会造成反面的效果，只会让他们做得更起劲。大孩子想打小宝宝时，最好正面干预，不要让他们下手，分散他们的注意力 —— 可以指指窗外。十有八九都有效。

记住，小宝宝的出生已经使大孩子的世界天翻地覆，但他们仍在努力适应家庭的变化。这一切真的发生时，反而像是在玩杂耍。自己做不好就不要苛责自己。这是一个渐进的过程，新父母很少一次就能适应 —— 但会渐渐变好的。如果你一直想把负面情绪发泄到大孩子身上，请寻求专业人士帮忙。

如果大孩子过于积极，可能会打扰宝宝睡觉，那就把婴儿房的门关上。告诉大孩子，小宝宝还在学习如何单独睡觉，所以需要关上门以保安全。

小宝宝睡觉时，让大孩子和你一起活动。

宝宝如何和你交流

哭是宝宝最基本的交流方法。哭在新生儿的表达、发育和入睡中发挥了重要作用。随着时间流逝，你家宝宝会找到其他交流方法，比如眼神交流、微笑和喔啊喔啊叫，这些行为同时也会减少宝宝用哭来引人注目的需求。

刚出生不久的小宝宝都离不开父母 —— 他们会真实地反映出父母的情感和面部表情。

从达尔文时代起，科学家们就一直在讨论婴儿对面部表情的理解，不断有证据表明，在出生后最初几天，新生儿对面部特征很敏感，可能会大大增加他们与其他"同族人"互动的机会。

○ 哭泣

- 哭不一定全是负面的交流方式。
- 12周内的小宝宝方法有限，无法完全表达他们的情感、需求、不舒服或疼痛，所以一般都会选择哭泣。
- 他们可能是因为饿、疲劳，甚至太累、太冷、太热或只是想要人陪。
- 瞌睡时宝宝经常会哭。
- 有些新生儿想尿尿或排便也会哭。
- 有时你家宝宝只是毫无理由地想哭而已！

12周内的宝宝非常敏感，不要让他们独自哭泣，所以无论出于何种原因，你都要做出回应。"随便哭、不去管"的方法违背了养育的规律，可能会引发其他问题，比如睡眠和喂奶问题。对这么小的孩子，尤其对他们的哭声，最好做出回应。

小宝宝哭的时候，音调、强度或音量都很大，你可能对此比较吃惊。处理时保持冷静很重要。

千万不要让12周内的宝宝独自哭泣超过5分钟。
这一点我要反复强调。

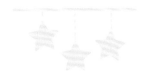

很多父母都说他们最害怕的一件事就是不知道宝宝为什么哭。如果你不知所措，问问自己：

- 他们是累了还是过度疲劳？记住，过于劳累的宝宝会哭得更狠、时间更长。
- 他们是要你抱着睡吗？用"环抱"式抱着宝宝（参看56页）。不要摇来摇去 —— 要小幅度地移动，比如虚拍和轻拍，放在摇篮或童车里也可以这么做（参看58页）。
- 他们想吸一吸（而不是饿了）？用奶嘴安抚一下 —— 宝宝不舒服时喜欢吮吸。

还可以问问自己：

- 宝宝饿不饿？
- 宝宝想打奶嗝吗？

● 是不是要换尿布了？

在慢慢了解宝宝的过程中，你也会学习到该如何读出宝宝的暗示。同时，要相信自己的本能和看清事物的能力。

如果你觉得无法适应宝宝的哭声，就寻求专业人士的帮助，让自己安心。

○ 宝宝发出的其他声音

新生儿很吵。虽然小小的，小宝宝还是会打喷嚏、打呵欠、尖叫、咯咯笑、哼哼及发出其他短促的声音。婴儿的呼吸系统还在发育，他们的呼吸常常不规律。有些宝宝睡觉时很吵闹，有些则很安静。

○ 哭闹不休

不要受负面评论的影响，"宝宝就是这样子"。继续找人倾诉或者求医！

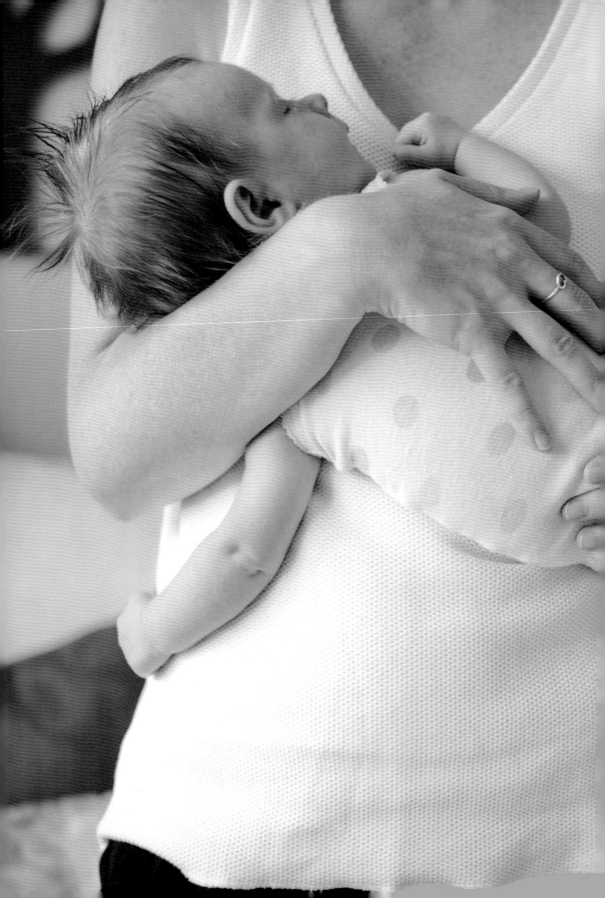

Part 2

婴儿的睡眠

睡眠就是营养

12周以内的宝宝没有你的帮忙无法自己入睡。他们需要你的呵护和指导，新妈妈要努力帮他们学会这些技能 —— 有些宝宝学习技能其实比较强。

- 宝宝需要指导才能学会如何自己入睡和重新入睡。
- 多数宝宝一天24小时中平均睡16个小时。
- 理想状态下，到了12周，宝宝晚上的睡眠时间就延长至6到8个小时。
- 宝宝需要很多睡眠，这一说法完全正确，但是每个宝宝都独一无二，睡眠模式也各不相同。

○ 为什么新生宝宝要睡那么久

睡眠就是营养，睡眠对宝宝的健康十分重要。新生儿的大脑中枢在出生后第一年以惊人的速度持续发育 —— 多数在睡眠中进行。人的一生中再没有其他阶段大脑发育如此之快。

○ 宝宝需要学习睡眠

有些父母觉得宝宝天生就知道健康入睡的方法，但根据我的经验，新生儿需要指导来学会自己睡觉、重新入睡和睡得香甜。

多数宝宝一天24小时内睡眠约16个小时，这一数据每天都会变化。有些宝宝比其他宝宝睡的时间更长。

你的宝宝睡眠如何会影响喂奶的节奏，对你和家人都会有积极或消极的影响。

了解宝宝的睡眠周期有助于建立健康睡眠模式。宝宝的睡眠包括快速眼动睡眠（REM）和非快速眼动睡眠（NREM）。在快速眼动睡眠阶段，宝宝的大脑非常活跃 —— 加工、储存信息和做做美梦。

20到45分钟内，你的宝宝会从一个睡眠阶段进入到下一个阶段。某些宝宝大概在20分钟的时候会因消化问题而惊醒。还有些宝宝会在转换的过程中醒来。只有在非快速眼动睡眠阶段，重要的生长激素才会释放。

那些不能从快速眼动睡眠阶段进入非快速眼动睡眠阶段的宝宝经常会进入短暂睡眠阶段（打盹）和频繁喂奶的循环模式。比如，一个宝宝可能会睡45分钟左右，然后醒来大哭。新父母通常会起来喂奶 —— 觉得睡眠时间结束了，而不是让他们继续入睡。打盹和频繁喂奶必定会让宝宝过度疲劳、过度受刺激，从而造成一些睡眠和喂奶问题。

两种睡眠阶段

快速眼动睡眠或"积极的"睡眠在大脑活跃和做梦时才会发生。我们的身体保持不动，呼吸和心率没有规律。

非快速眼动睡眠或"安静的"睡眠时，肌肉的血液供应增加，精力恢复、组织生长并修复，一些重要的荷尔蒙释放出来利于成长和发育。

小宝宝一半的时间都会处于这两种睡眠中的一种，每个阶段大概45分钟。6个月大的时候，快速眼动睡眠占睡眠总比例的30%。

○ 宝宝为什么容易醒

在前3个月，宝宝一半时间都在轻度睡眠，而成年人只有五分之一的时间是轻度睡眠。这就可以解释为什么宝宝这么容易醒。

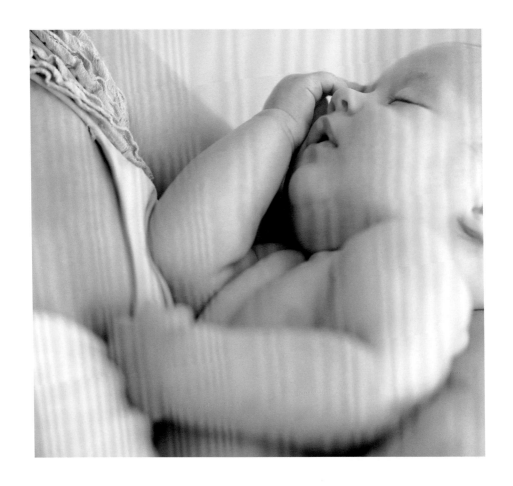

睡眠对孩子特别重要，因为它会直接影响心理和身体的发育。

直到2岁，多数孩子睡觉的时间还是比醒的时间长。总的来说，小孩子童年中40%的时间都在睡觉。

宝宝睡觉的地方由父母选择。有些父母喜欢让宝宝在自己的怀里入睡，有些父母则更喜欢让孩子在摇篮或童床里安睡。

许多父母发现宝宝在怀里更容易入睡，亦不需要弯腰把宝宝放进摇篮或童床里，同时也有了一个安静亲密的机会。有些家庭里，宝宝的入睡则由家里其他人负责 —— 比如，有大点的孩子在童床旁照顾，让宝宝入睡，这更实际些。可以两种方法都试试，看看哪种最适合。

另一种方法是两种方法混着用：上午精力充沛的时候，让宝宝在摇篮或童床里入睡，下午抱着宝宝睡觉 —— 通常来说下午正是疲惫的时候 —— 你可以放松一下，和宝宝一起睡。

让宝宝在你怀里睡觉并不是逃避行为。相反，它能逐渐增加安全感，让宝宝觉得受到了呵护，容易入睡。

无论选择哪种方法，我建议要让宝宝在清醒时到童床上开始睡眠。给宝宝提供熟悉的机会，很快就会让他们熟悉睡觉的地方。

而且无论你选择让宝宝在怀里睡觉还是在摇篮或童床里睡觉，千万不要让宝宝独自哭泣超过5分钟（除非出于安全需要）。你的安抚对他们至关重要。记住，12周内，新生儿没人帮忙不能自己入睡。在此期间，他们都需要你的呵护和指导来帮他们学习这些技能。

12周以内的宝宝没有你的帮忙无法自己入睡。他们需要你的呵护和指导，帮他们学会这些技能 —— 有些宝宝学习技能比较强。

○ 和宝宝同睡要注意安全

- 如果你或你的伴侣有酗酒或吸烟的习惯，建议你们不要和宝宝一起睡。
- 不要和宝宝一起长时间在沙发上睡觉，你的宝宝会很容易滚入垫子里，或滚到地板上。
- 不要给宝宝盖羽绒被。
- 不要用枕头。
- 不要用马海毛及任何松软纤维或丝线织成的织物。

有些妈妈们认为和孩子一起睡会惯坏宝宝。相反，我认为最呵护宝宝的行为就是抱紧宝宝，让宝宝感受你心跳的节奏、熟悉的气味和身体的温暖。

心理学家认为最初12周里，宝宝一直都离不开自己的父母，所以尽可能与宝宝多多相处，这很有意义。

根据我的经验，从一起睡到独自入睡的最佳及最自然的转换时间大约为12周，刚好和"第四孕期"时间一致。

○ 宝宝在哪儿睡觉合适

- 你怀里。
- 摇篮或童床里。
- 怀抱和摇篮或童床相结合。
- 在床上一起安全入睡。

如何给宝宝包襁褓

帮助宝宝学习如何自己入睡和重新入睡的技术和工具如下：

- 襁褓。
- "环抱"。
- 环抱宝宝到摇篮或童床里。
- 嘘声。
- 虚拍。
- 轻拍。
- 橡胶奶头。
- 按抚。
- 用胳膊为宝宝创造一个属于他的空间。

本书主要介绍如何给宝宝包襁褓。

研究表明，襁褓可以通过控制宝宝的惊跳反射（莫罗反射）来增强睡眠，还可以降低婴儿猝死综合征（SIDS）的风险。

襁褓有很多好处，但也常常广受争议 —— 是否要给宝宝使用襁褓由你自己来决定。但是，襁褓包得正确就会让宝宝觉得很舒服、安全，有助于他们入睡和熟睡。

- 襁褓是你家宝宝睡眠的第一个提示。
- 襁褓产生一种蚕宝宝包裹的安全感，就像在子宫里一样。

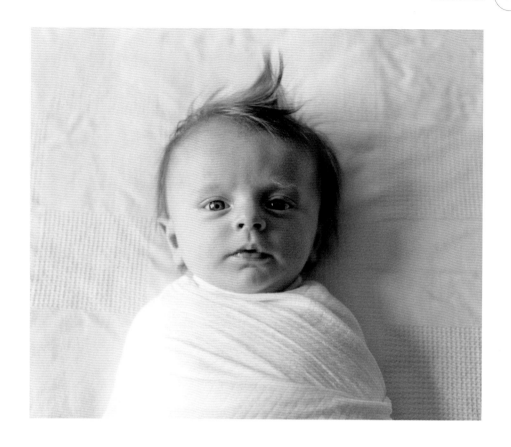

- 如果包得好，襁褓并没有限制性。腰部以下的部分最好自然下垂，就像袍子一样。
- 使用透气的材质，如棉布、棉毛或棉毛混纺的布，既安全又舒适。
- 我喜欢的襁褓布大小为120×120厘米，材料为自然透气的织物。太小会容易散开，随宝宝的长大，也会很快超过这个尺寸。
- 包襁褓时，一定要在胸口包好，这样布料就不会跑到脸上去。
- 只要父母不给宝宝多穿衣服、盖着头或者房间过热，正确地包襁褓就不会让宝宝感到太热。
- 有些宝宝好像很反感襁褓，那就尝试用不同的方法来包裹，他们很快就会适应，最后都能睡得更好、更舒服。

● 不用襁褓的宝宝更容易因惊跳反射（莫罗反射）而惊醒 —— 胳膊不由自主地挥来挥去。

以下是三种包襁褓的方法。每种襁褓都可以使用120×120厘米大小的透气平整布。

○ 雪天使式襁褓 —— 胳膊需上抬

1. 从布块上方下折15厘米 —— 这样便于折成"雪天使"，可以抬起宝宝的胳膊来包襁褓。

2. 把宝宝放到布块中间，肩膀比顶部折叠处低5厘米。

3. 抬起宝宝的一条胳膊，用襁褓布盖住，向内折叠襁褓布（这样就看不到这条胳膊），再从宝宝的肘部开始，拿起布块外缘，盖住宝宝的胳膊，叠到襁褓布块边角处。

4. 把边角拿起放到宝宝身下，压到宝宝下背部。

5. 然后，从腹股沟上方开始，拿起布块外侧的边角处，在宝宝身体上横向盖上，盖住胸口（不要超过乳头高度），再紧紧地塞到宝宝身体后方。

6. 另一边重复以上步骤。

襁褓底部可以松松地下垂，这样宝宝的髋关节就不会承受过多压力。宝宝的髋部和腹部都可以自由活动。

抱起宝宝时，襁褓的一边一定要牢牢固定到宝宝背后，这样就不会散开。宝宝的两条胳膊都向外伸展，向上包在襁褓中，这时的宝宝就像雪天使。

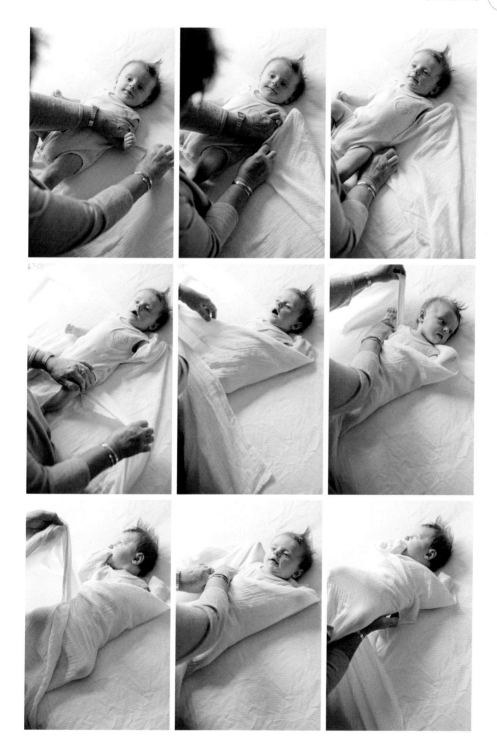

○ 横盖式襁褓 —— 胳膊在胸部或腹部交叉

1. 从布块上方下折15厘米。
2. 把宝宝放到布块中间，肩膀比顶部折叠处低5厘米。

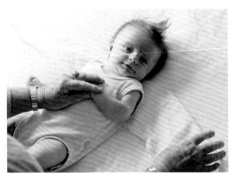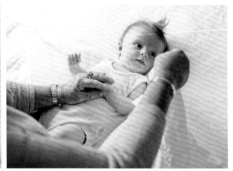

3. 把宝宝的一条胳膊横放在胸部。
4. 轻柔并紧紧地把襁褓的一角盖上胸部（盖过交叉的胳膊），把布块卷到另一侧的腋窝，再用背部压住。（卷到背部时，可能需要抬起宝宝，给宝宝翻个身。）
5. 然后，把另一条胳膊横放在胸部（正好在第一条胳膊下面或上面），拉着襁褓的另一个角折过胸部，从前面横盖宝宝的身体（盖过交叉的胳膊）。把布块拉紧，在背后固定。当然也可以把多余的布块用背部压住。
6. 襁褓底部可以松松地下垂，髋关节不要施加多余的压力。这样髋部和腹部都可以自由活动。
7. 抱起宝宝时，一定要把襁褓的边角在宝宝后背固定好，这样就不会散开。

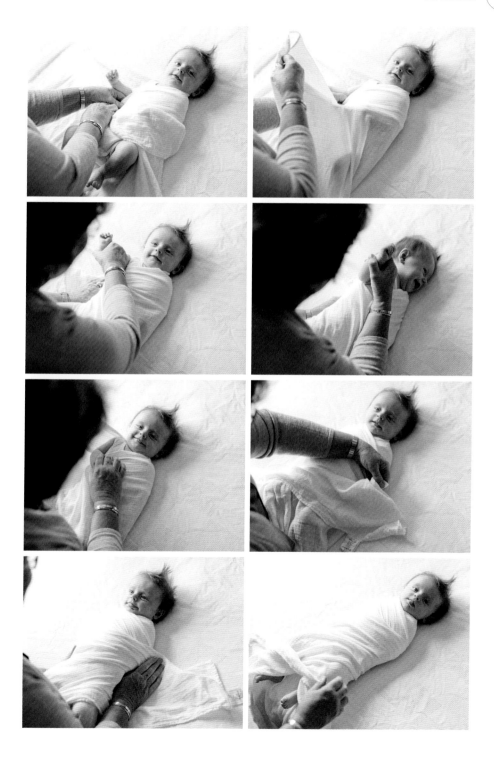

○ 紧身式襁褓 —— 胳膊放在身侧

1. 从布块上方下折15厘米。

2. 把宝宝放到布块中间，肩膀比顶部折叠处低5厘米。

3. 从一侧开始，把一条胳膊放在宝宝身侧。

4. 轻柔并紧紧地把襁褓横盖上胸部，把布块拉到另一侧的腋窝，然后一直拉到背部。到背部时，可能需要抬起宝宝、给宝宝翻个身。

5. 把另一条胳膊也放在宝宝身侧。

6. 重复第4步。襁褓卷得尽量紧些。

7. 襁褓底部可以松松地下垂，髋关节不要施加多余的压力。这样髋部和腹部都可以自由活动。

8. 抱起宝宝时，一定要把襁褓的边角在宝宝后背固定好，这样就不会散开。

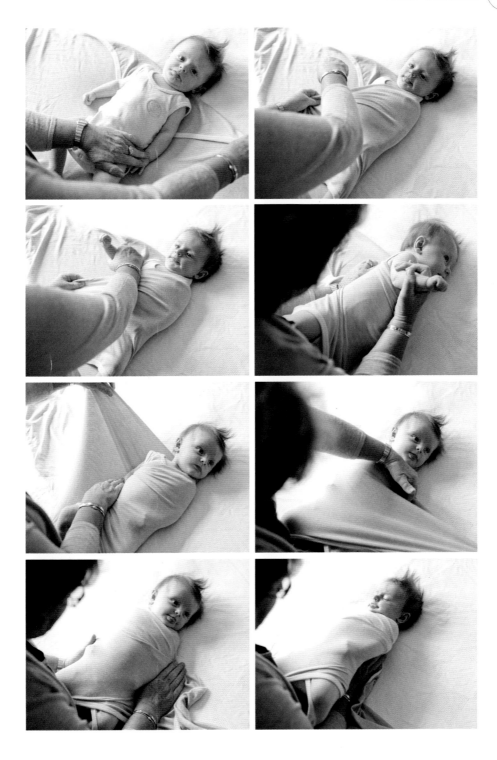

○ 其他种类的襁褓

还有其他方法来给宝宝包襁褓。选择哪些方法最适合你的宝宝时，考虑关键在于襁褓能给宝宝提供多少自由活动的空间。

不同的襁褓带来不同程度的肉体和情感舒适度，这大多取决于宝宝的个性。

襁褓底部要从腰部松松地下垂，这可以让宝宝的髋部和腿自由活动（有助于放屁和解决消化问题），并确保髋部没有多余的压力。新生儿的关节非常灵活（因为有荷尔蒙松弛素），所以，不要把襁褓从底部向上折叠、裹得太紧或过多限制腿部活动。

现在有很多现代化、时尚化的襁褓，父母可以自由选择。

12周左右时，宝宝可以控制惊跳反射（莫罗反射）了。这时 —— 或你的宝宝已经准备好 —— 你就可以试着把一条胳膊放到襁褓外，然后发展到两条胳膊，最后到睡袋里睡觉。

有利于宝宝入睡的安抚方法

○ 环抱安抚

"环抱"的意思就是环绕。"环抱"强调的是把宝宝拉近身体，尽量多与宝宝接触。

◆ 说明

我是左撇子，而你可能要用右手。感受一下哪一侧更舒服，但要牢记，用空着的手来抱着并轻轻拍宝宝。

1. 抱起宝宝，让宝宝面对你，抱着靠近自己的右肩，这样宝宝的脑袋就可以靠着你的上臂，脸埋在腋窝处（宝宝的身体和你的身体呈一个夹角）。

2. 用右臂抱着宝宝的肩膀，手扶着宝宝的胳膊或肩膀（离你的脸最近），牢牢支着宝宝。

3. 左手把宝宝抱向自己，宝宝的臀部向上，整个身体牢牢固定在你的身体上，不要留空隙（紧密到一张纸都进不了）。宝宝的脸靠着你的上臂，脸朝内，对着你的身体。对光线敏感的宝宝喜欢把脸埋进妈妈的腋窝。

4. 另一只手掌放到宝宝的臀部支着宝宝。

◆ **环抱的好处**

- 环抱能呵护宝宝，让宝宝觉得舒服 —— 你的心跳和熟悉的气味让宝宝觉得温暖、安全和亲密。
- 宝宝的头比身体高些，这样能帮他们入眠。
- 母乳喂养用环抱能让宝宝的脸和乳房保持适当的距离，宝宝可以轻易地吃到奶。

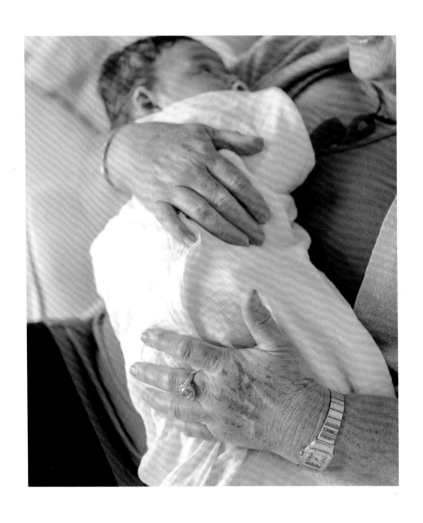

◆ 在摇篮或童床环抱宝宝

在摇篮或童床里环抱宝宝可以用两种方法：宝宝平躺或侧躺背对你。这种技术有助于建立紧密联系，而无须抱着宝宝。

在摇篮或童床里环抱宝宝，重要的是你要站在宝宝的一侧，宝宝背对着你，你在宝宝视线之外。

如果你想舒服些，让宝宝平躺，然后用手轻轻把宝宝放到摇篮或童床里，但要牢牢抱紧宝宝的胸部和胳膊。另一条胳膊开始虚拍宝宝（参看下文）。

同样，你也可以让宝宝侧躺。给宝宝翻身，这样宝宝就背对着你了，一只手牢牢放在宝宝肩膀和胳膊上（不要放在腰部），半抱着宝宝。用另一只手虚拍宝宝。

○ 嘘声安抚

嘘声是一种长长低低的声音。宝宝哭闹时嘘声要够大，好让宝宝安静；宝宝睡觉时音量要低些。人们认为宝宝能回应嘘声，因为这声音和子宫里的声音类似。实际上，我建议不要在宝宝的耳朵附近发出嘘声——我更喜欢在宝宝身体上方发出这种声音。

○ 虚拍安抚

虚拍和轻拍时，节奏稳定不变。重要的是你的身体要保持稳定，就好像宝宝在床上一样。不要忘记呼吸！保持放松和安静很有用。

模仿宝宝的心跳来虚拍，动作幅度不要太大，宝宝独自入睡和重新

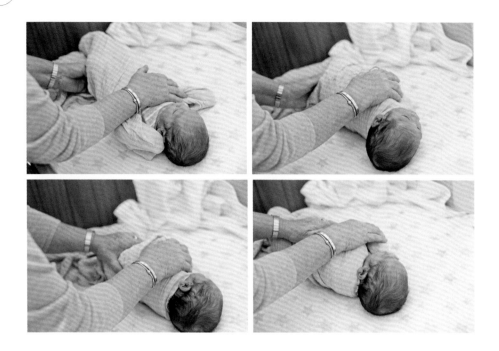

入睡时要让他感觉到你在旁边。虚拍在环抱宝宝的过程中起着关键作用。动作要轻柔稳定。用虚拍来代替走动、摇动、轻摇和摇摆 —— 这些动作都不能在摇篮/童床里进行。

虚拍是一种特殊的技能，手掌轻轻蜷起，用轻柔稳定的节奏轻推宝宝的身体。虚拍把两个动作合二为一：手掌蜷起以及手不离开宝宝身体的轻推。

虚拍方法各式各样，不妨都试试，看哪种方法最适合宝宝。标准方法是环抱着宝宝，有节奏地虚拍宝宝的臀部。

对没有反应及不喜欢这种动作的宝宝或吐奶及腹痛的宝宝，虚拍的位置适宜选在宝宝后背下方放尿布的地方。我发现吐奶和腹痛的宝宝通常会对此有反应。

另一种方法结合了"虚拍"和"翻滚"，从宝宝的身体下方虚拍并轻推，同时又加上翻滚。这种方法也可以从臀部那一侧开始，或者向上一些，在尿布上方。不要害怕，实验证明宝宝喜欢的正是你也喜欢的。

虚拍和轻拍的区别就在于虚拍时你的手一直放在宝宝身上，而轻拍时手掌会离开。

○ 轻拍安抚

轻拍是一种稳定、重复、富有节奏感的动作，手掌平放在宝宝的臀部或大腿上。

○ 奶嘴安抚

奶嘴可以帮宝宝入睡。但是，我认为宝宝一上床，奶嘴就立刻"介入"，宝宝可能会就此失去自己入睡的机会。根据我的经验，直接给宝宝一个奶嘴会让他们哭得更厉害。宝宝哭了再给奶嘴会更好。

要记住，所有的宝宝出生时都有吮吸反射 —— 一种吮吸的自然冲动，可以安抚宝宝 —— 6个月左右会逐渐消退。此时，多数宝宝都不需要用奶嘴作为入睡的工具。

○ 指尖按抚

轻轻按抚宝宝的脸，有助于宝宝放松入睡。有很多不同的方法。我常用的一种方法是慢慢地、轻轻地用指尖按抚，从宝宝的额头中间向下，直到鼻梁。重复动作直到宝宝入睡。

另一种方法则是用指尖从宝宝的眉毛边缘按抚，从太阳穴向下直到颊骨上方。重复动作直到宝宝入睡。

○ 创造一个属于宝宝自己的空间

有些宝宝需要自己的空间来入睡，即使在你的怀中也是如此，特别是那些注意力容易分散或容易受周围环境刺激的宝宝，这一点尤为重要。我发现在你的肩膀和宝宝身上盖一片棉布有助于受惊的宝宝冷静、放松并入睡。这块布一定要轻薄透气，不要用不透气或沉重的布料。

◆ 不该成为小道具的工具

宝宝的学习能力惊人，能很好地对睡眠暗示做出反应。因此，最好采用"只要你愿意就开始"的策略，教会宝宝如何不用小道具来自己入睡。

以下行为会让宝宝失去自己入睡和重新入睡的机会，从而成为难以戒除的习惯：

- 边吃边睡。
- 无法在摇篮或童床上使用的幅度大的动作。
- 孩子还没有自己入睡或睡着时就给他们奶嘴。
- 使用白色噪音。

边吃边睡是个人的选择。当然，大家对此意见不一。如果你决定让宝宝边吃边睡，那就要好好考虑一下。有些宝宝已经养成这种习惯长达数月，可能会突然有一天没有任何原因就会自己入睡和睡着。但大多数宝宝只要父母愿意，就很喜欢边吃边睡，反而慢慢依赖这一习惯。

做决定前，问问自己：

- 宝宝6个月、12个月或18个月的时候，仍保持这一习惯，我会很高兴吗？

- 我是否有时间做这些事？

- 我乐意教一岁大的孩子自己睡觉和重新入睡吗？

以上都答是，那无论如何你都可以继续下去。

不能在摇篮或童床上做的动作（比如摇动和摇摆）、白色噪音、让孩子吮吸奶嘴都会让宝宝失去自己入睡的机会。

我鼓励父母"停下来想想再行动"，当然我也完全支持他们自己做决定。记住，为人父母没有任何硬性规定和一成不变的规律，也无所谓对错——但有些方法比其他的更容易。

根据我的经验，比起18个月及更大的宝宝，教16周以下的宝宝自己入睡（用小幅度的动作，比如虚拍和轻拍）更容易些。

◆ 摇摆、摇动和走动

有些父母认为摇摆和走动好像可以安抚宝宝，这种行为实际上更能帮忙安抚父母，而且一旦父母平静下来，宝宝也会不再吵闹。实际上，采用TACT策略：时间（T）、接受（A）、坚持（C）和接触（T），父母可以慢慢接受和适应模式的变化，从大幅度的动作（摇摆、摇动和走动等）到可以用在摇篮或童床内小点的动作。

宝宝想要的只是温暖和熟悉度，这些才能安抚他们。宝宝不需要躺在手推车里摇来摇去、躺在汽车里摇动或四处走动来帮他们入睡。这些行为不仅会让宝宝失去自己入睡的机会，还会成为宝宝的习惯，从而让宝宝要求更多、更耗时，也让你体力上更劳累。例如，刚开始只是在小区内走动5分钟，最后却需要1个小时，这会逐渐侵蚀宝贵的入睡和接下来的睡眠时间。

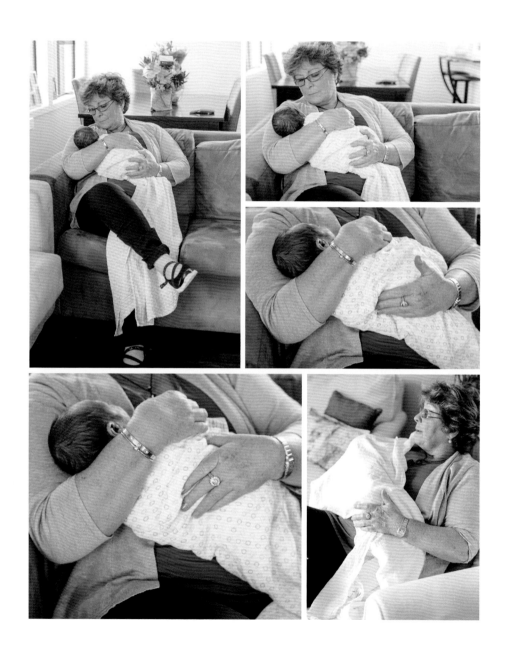

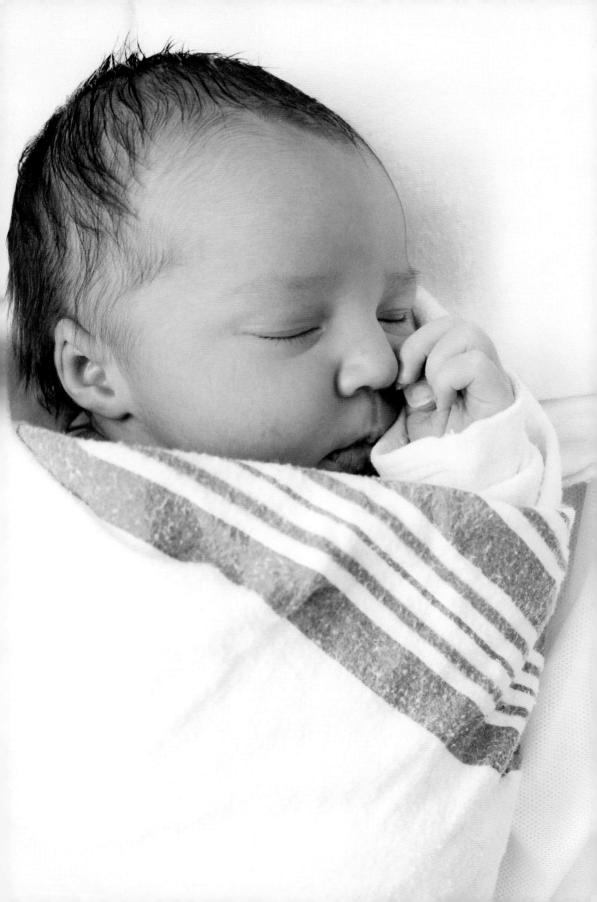

帮宝宝自己入睡

再重复一下，12周以内的宝宝没有你的帮忙无法自己入睡。他们需要你的呵护和指导，帮他们学会这项技能。

自己入睡与呵护密不可分！我一定要反复强调。自己入睡 —— 也称为自我安抚 —— 有助于宝宝独立入睡。它可以增强宝宝的睡眠质量，是帮助宝宝建立健康睡眠模式的关键。

自己入睡：

- 替宝宝打基础，让宝宝学会如何不用帮忙或小道具独自入睡。
- 抓住机会，用手臂静静地环抱宝宝 —— 不要说话，不要移动或使用小道具 —— 慢慢让宝宝获得自信和安全感，能帮他们入睡。
- 运用TACT —— 时间、接受、坚持和接触 —— 还包括重复、耐心和信念。

自己入睡就意味着你靠边站，让宝宝独自入睡，无论是躺在你怀中还是躺在摇篮或童床里。时间可能短至半分钟或稍长些（最长5分钟），要看你觉得哪种舒服，你觉得时间合适就可以干涉并帮助他们入睡。

作为成年人，我们可以选择上床入睡的模式：入睡前，我们可以读书、默想、看电视、泡澡或和伴侣聊天。瞌睡的宝宝最自然的反应就是哇哇大哭。

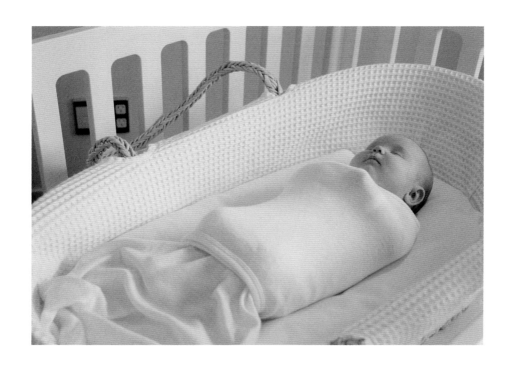

尽管有时父母受不了宝宝睡觉前大哭，值得牢记的是，既然他们一切都好，只要你在场，宝宝只要不痛不痒，也受到了呵护，那么宝宝哭一小会儿没什么不好，且对孩子的发育是必不可少的。这值得长期坚持！

自己入睡是一个学习的过程，要尽早开始，只要宝宝开始成长并开始改变就可行。你可以抱着宝宝或把宝宝放在童床里 —— 选择最适合你和宝宝的方法。

如果在最初的12周里，你有时间抱着宝宝或坐在宝宝身边，帮宝宝并指导他们学会睡觉，你的努力一定会给宝宝的健康睡眠模式打好基础。

这是一次非常珍贵的机会，呵护宝宝，发现宝宝最喜欢及反应最大的睡眠暗示来加强和宝宝的亲密关系。

○ 自己入睡需要呵护

重要的一点是父母要意识到哪些情况不是宝宝自己入睡。不要让宝宝独自边哭边睡，或伤心过度及疲劳过度而睡着。

自己睡眠总是需要呵护。（我想大声疾呼，强调这一点，要喊破屋顶！）自己入睡是为新生儿提供彻底被保护的感觉以及情感上的安全感，这样他们就可以安静下来，心满意足地呼呼大睡。

要让宝宝入睡，我建议简单为好。根据我的经验，帮宝宝入睡最有效的方法就是静静坐在一旁，不断使用一些小的技巧，比如放在童床上虚拍和轻拍。这些轻柔稳定的动作能安抚宝宝，时机合适之时，可以慢慢停下，宝宝就能自己慢慢睡着。

我最喜欢说的一句话就是"摇篮或童床上不能做的动作坚决不要抱在怀里做"。如果条件允许，我建议在最初的12周里让宝宝在父母怀里自己入睡，然后，听从本能，决定是否要让宝宝在摇篮或童床里自己入睡。

或许，比起其他宝宝，你家的孩子更喜欢某些入睡技巧，或者在一天内不同的时间段内睡得更好。宝宝慢慢长大，自己入睡成为他们日常睡眠中不可分割的一部分，这一技能将跟随他们一生。

如果能在怀中自己入睡，那么最理想的目标是12周的时候让宝宝自己在摇篮或童床里入睡 —— 这很简单。一般来说，妈妈的本能通常会和宝宝逐渐增长的信心完全一致。

一定要耐心，同时不要忘了：12周之前的宝宝只是没有能力自己入睡。一旦父母意识到这一点，就会享受这一过程，期望值也更低一些。

提醒一下哪些不是自己入睡

- 自己入睡不是控制哭泣或睡眠训练。自己入睡一定需要呵护。
- 自己入睡的目标是为宝宝提供一种彻底的被保护感和环境、情感上的安全感，这样宝宝就能安静下来，满足地呼呼大睡。
- 自己入睡并不是要让你的宝宝独自哭累到睡着。

自己入睡总是需要呵护。（我想大声疾呼，强调
这一点，要喊破屋顶！）

宝宝会哭几分钟，然后慢慢停止；或者停下来，然后就像汽车引擎发动再次哇哇大哭；也可能稍稍哭一下，然后停下来睡着。

有时，他们的哭声很大，让你心惊肉跳；有时会让你觉得更有信心，能处理得更好。要顺其自然。

无论何种情况，一定要牢记，在床上哭泣或啜泣很常见，这是宝宝表达自己避开日常活动的方法。对此父母要充分保持镇定，不要恐慌或自我怀疑。

○ 不要让宝宝独自哭泣超过5分钟

宝宝哭多久才开始干涉取决于你何时感到合适和舒服。这与本能密切相关，你在情感上的回应会安抚宝宝。

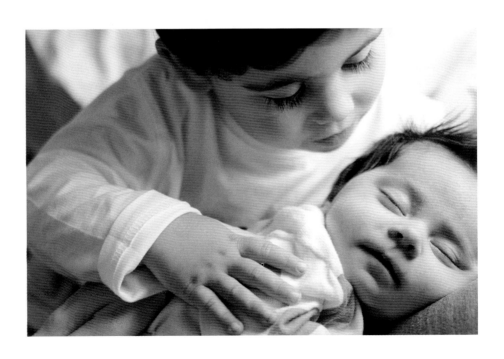

作为指导，对0到6周的宝宝，我的经验就是每周增加一分钟——但一定不要超过5分钟。至关重要的是千万不要让宝宝觉得被抛弃——对小宝宝和父母来说，5分钟即是界限，千万不要超过。

开始时，安抚宝宝睡觉前，让他哭个一两次就够了。宝宝慢慢长大，适应自己睡觉时，你可以根据舒适度来延长间隔。

○ 宝宝自己入睡的步骤

以下步骤可以为宝宝在白天和夜间自己入睡打下基础，包括抱在怀中或在摇篮或童床上入睡：

- 给宝宝包上襁褓。
- 保持房间黑暗或适合宝宝入睡的光亮。
- 把醒着的宝宝放到摇篮或童床上——无论是在你怀中入睡还是在床上入睡，最理想的是宝宝能在摇篮或童床上开始睡眠周期。
- "放下就跑，不要像直升机一样盘旋不去"——换句话说，要快速且静静地离开房间。
- 宝宝开始哭时，你要停下来想想再行动。刚开始的时候，重要的是你要立刻做出反应。此时，你可以把宝宝抱在怀里，或放入摇篮或童床上，或两种方法混合，具体可以参考以下步骤。

◆ 让宝宝在怀里入睡

如果在一个睡眠周期内，宝宝仍然不睡，给宝宝一个奶嘴，虚拍宝宝并发出嘘声，直到宝宝入睡。在入睡的某一阶段，有时你和宝宝会建立联系，宝宝对你的动作有了反应。一旦有了反应，一定要持续虚拍并发出嘘声，直到宝宝睡着。

根据我的经验，宝宝入睡要用20分钟 —— 有4个5分钟。宝宝理想的入睡时间比这要少得多。

同时，让宝宝在怀里入睡并不是逃避。相反，宝宝的安全感会逐渐增加，觉得自己受到了呵护，从而容易入睡。

1. 把宝宝从摇篮或童床里抱出来，环抱着宝宝。

2. 选择一个安静的地方坐下，后背和胳膊可以得到很好的支撑，你的视线不会受到影响。你觉得舒服非常重要，你可以坐下，抱着宝宝待一会儿。

3. 想象你的身体就是宝宝的床 —— 安静，不要摇动。保持安静，让身体的温暖呵护宝宝，止住宝宝的哭声、减轻他的焦虑。

4. 不要说话，也不要眼神接触 —— 两者都有刺激性，会让宝宝睡不着。

5. 让宝宝哭1到5分钟，只要你觉得舒服就行。

6. 哭过一段时间后，用虚拍和嘘声安抚宝宝。

7. 安抚时间最好短于哭的时间。例如，如果你选择让他们哭2分钟，就安抚宝宝1分钟。

8. 停下虚拍和嘘声。

9. 让宝宝哭1到5分钟（尽管比前一轮哭泣的间隔可能更短，最好再短些）。

10. 哭过后，虚拍并发嘘声安抚宝宝（另外的方法是给宝宝一个奶嘴）。

11. 周期结束时，若宝宝还没有睡着，给他一个奶嘴，虚拍并发嘘声安抚宝宝，直到宝宝睡着。

◆ 让宝宝在摇篮或童床里自己入睡

同宝宝在你怀里入睡一样，根据我的经验，宝宝在摇篮或童床里自己入睡要耗费大概20分钟。理想状态是，用不上20分钟宝宝就能睡着。

1. 宝宝清醒时就把他们放到摇篮或童床里。

2. 离开房间 —— "放下就跑，不要像直升机一样盘旋不去"。

3. 让宝宝最多哭1分钟。

4. 回到房间，抱起宝宝。

5. 把宝宝放回摇篮或童床上。然后你可以有如下几个选择：离开房间；待在屋里，把手放到宝宝身上（保持安静 —— 不要动）；待在屋里，什么都不做。

6. 如果宝宝哭泣，可以让他们一直哭1到5分钟。

7. 哭过后，虚拍并发嘘声安抚他们，环抱着宝宝放到摇篮或童床上。

8. 环抱着宝宝放到摇篮或童床上时，重要的是站在宝宝身侧，背对宝宝的脸，远离他们的视线。

9. 宝宝平躺在床上，如果你要安抚宝宝，环抱着宝宝，把手轻柔且稳定地放在宝宝胸口和胳膊处。同样，你也可以在宝宝侧躺时这么做。给他们翻身，这样就可以背对着你，把一只手稳稳地放在宝宝肩膀和胳膊上（不能放在腰上），半抱着宝宝。用另一只手开始轻轻虚拍。

10. 如果宝宝一直哭个不停，不要继续虚拍和发嘘声 —— 你可以把手放在宝宝身上（不要动），也可以悄悄后退，待在屋里。当然，你也可以离开房间。

11. 让宝宝哭1到5分钟（尽管这个间隔比第一轮哭的时间要短，但不能再久了）。

12. 哭过后，虚拍并发嘘声干涉宝宝（另一个方法就是给宝宝一个奶嘴）。

13. 如果宝宝还是哭个不停，不要继续虚拍和发嘘声 —— 你可以把手放在宝宝身上（不要动），也可以悄悄后退，待在屋里。当然，你也可以离开房间。

14. 让宝宝哭1到5分钟。如果周期结束，他们仍然不睡（如在你怀里自己入睡一样），给宝宝一个奶嘴，继续虚拍并发嘘声直到宝宝睡着。

15. 一旦你觉得宝宝睡着了，从宝宝胸部拿开手，放轻拍打的强度，直到松手，继续轻拍就像在拍打空气。

16. 如果宝宝睡着，轻轻让他们翻身平躺（如果宝宝无法自己翻身），然后离开房间。

17. 退出房间时，宝宝会闹一下，或者你一离开房间就会听到他们哇哇大哭，回到房间并重复上面的过程。

18. 如果宝宝无法入睡，你可以抱起宝宝，让他在你怀里自己入睡。

19. 紧包襁褓时，一定不要让宝宝侧躺（这样可以防止宝宝把全身力量压到胳膊上）。

20. 抱起宝宝安抚他们不是逃避的行为，而是呵护的重要组成。

重新入睡

宝宝直到12到16周的时候才会自己重新入睡 —— 这是一种后天习得的行为，宝宝学会这些需要时间。但和自己入睡一样，你越早开始对宝宝进行重新入睡启蒙，宝宝就会越早学会这一技能。

- 重新入睡很关键，能帮宝宝从一个睡眠周期成功进入下一个睡眠周期。
- 没有学会重新入睡的宝宝会在夜间不断醒来。
- 瞌睡的宝宝比起清醒的宝宝更容易重新入睡。
- 保持安静，加快重新入睡的速度。
- 重新入睡需要时间、接受、坚持和接触 —— TACT。
- 没有学习如何重新入睡，宝宝的睡眠周期就会短些。

○ 重新入睡是宝宝要学的重要技能

重新入睡常常不受重视，但实际上它至关重要，它有利于教你家宝宝彻夜甜睡。大多数成年人在夜间醒来，会翻个身重新入睡，而完全没有意识到自己醒来过。这是因为我们有自己的睡眠暗示 —— 黑暗的房间、习惯的声音和熟悉的床铺 —— 这些都让我们觉得安全，有助于重新入睡。新生儿还没有建立这些积极的暗示，需要你帮忙才行。

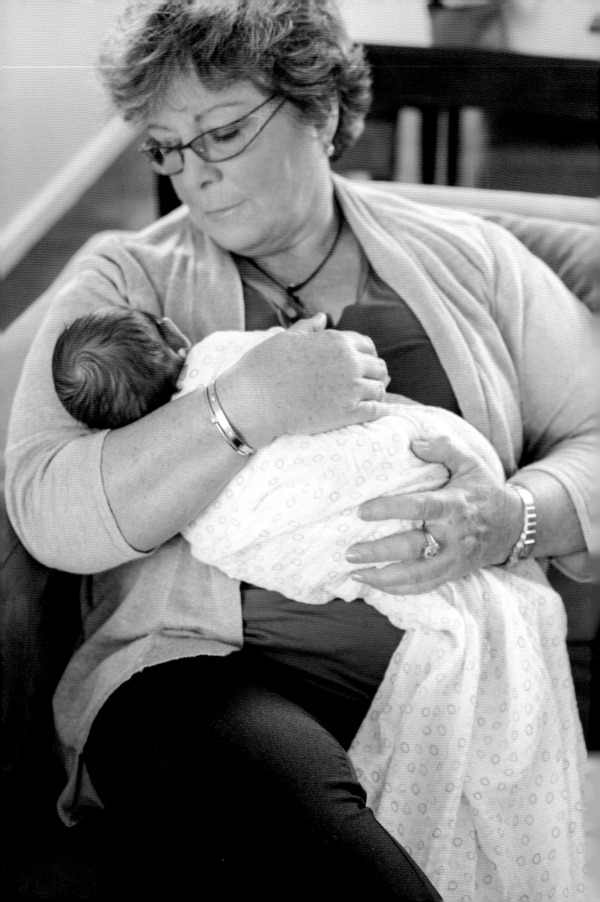

从浅度睡眠到深度睡眠的过程中，大多数宝宝会乱动或醒来。有些宝宝是在入睡后20分钟（一般是因为消化问题）。有些宝宝则是在入睡后45分钟。

例如，有些宝宝睡着后20分钟醒来，通常是因为肚子疼、肠绞痛、放屁、被抱起和打奶嗝，在怀里、摇篮或童床上环抱着宝宝会让宝宝重新入睡。

45分钟后清醒的宝宝通常是从一个睡眠阶段到下一个阶段的过程中醒来 —— 我称之为"脉动" —— 这时的他们需要帮忙来继续睡眠。

如果你家宝宝45分钟左右醒来睡不着，或者没人帮忙入睡，就可以算作打瞌睡或一次睡眠周期。

那些有机会重新入睡的宝宝慢慢就能学会如何不醒来，就能从第一个睡眠阶段进入到第二个睡眠阶段 —— 或从浅度睡眠到深度睡眠。有时他们也会清醒，但会更平静、更容易入睡，因为宝宝已经学会了这一技能。

根据我的经验，没学会如何重新入睡的宝宝通常睡眠周期短，经常中途醒来，无法重新入睡。

宝宝可以在你的怀里、摇篮或童床里重新入睡 —— 只要你和宝宝觉得受用就好。这并不需要额外的工具、支持或帮助。

睡前暗示同样也可以帮宝宝清醒后重新入睡。和自己入睡一样，重新入睡也需要你在场和充分的耐心，安抚宝宝，让宝宝了解周围的世界很安全，你可以帮他们满足所有需求，这个学习过程所需时间很长。

相信我，重新入睡很难 —— 但越早教宝宝就越容易，宝宝年龄越大反而越难。

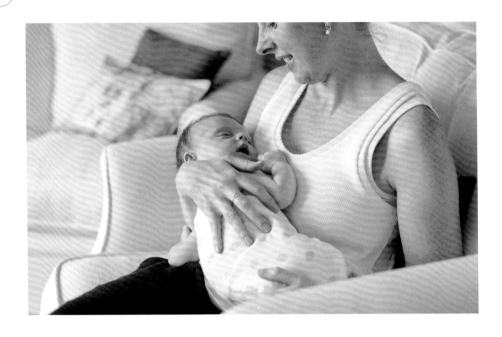

○ 父母要保持安静

重新入睡有时比起第一次入睡需要更多耐心 —— 我觉得其原因是一旦宝宝清醒，父母就很焦虑，想让宝宝尽快睡着，而此时，睡过一会儿的宝宝精神有点恢复，就开始玩耍。

请尽量保持安静沉着。宝宝通过读取你的身体语言得到信号，所以你越放松就越容易帮助宝宝重新入睡。我一直致力于帮宝宝重新入睡，有时我自己甚至会睡着，然后发现宝宝也睡着了。

○ 不要让宝宝完全清醒

重新入睡很耗费时间。最理想的是不要让宝宝完全清醒 —— 瞌睡的宝宝比起完全清醒、对周围世界好奇的宝宝更容易重新入睡。一旦你了解了宝宝的节奏，就从宝宝一开始乱动就帮他们重新入睡。要记住，随着宝宝慢慢长大（超过12周），时间合适时，你就能退出，宝宝不要你的帮忙就能重新入睡。然而，有时宝宝自己做不到，就需要你来帮忙。

○ 越镇静越好

让醒了的宝宝重新入睡，此时越镇静越好。不要给他们清醒的机会，也就是说，要避开交谈和眼神接触 —— 以上两种都过于刺激。虽然看起来不怎么温柔，但是对宝宝最好的还是给他们一次机会，帮宝宝重新入睡。记住你的目标是帮宝宝入睡。让你的身体和宝宝交流，而不是和宝宝说话或盯着宝宝看。我们成年人也是如此：我们想睡回笼觉时如果有人打扰，我们就更难再次入睡。

○ 不要急着利用工具让宝宝重新入睡

和自己入睡一样，没有睡眠的工具或动作，重新入睡会更加有效。不要急着利用这些工具哄宝宝入睡，因为这些工具会阻碍宝宝学习独自重新入睡。但是，有时你无法帮宝宝重新入睡，就有必要用工具帮他们。

○ 重新入睡要喂奶吗

不要把喂奶当做帮宝宝重新入睡的方法。喂奶会占用宝贵的睡眠时间，让宝宝过度劳累、脾气暴躁，从而更难重新入睡。睡觉时吃奶，宝宝就会产生依赖，没有机会学习如何自己重新入睡。

宝宝很有可能不饿，只是无意识地想更舒服些，不要为了安抚宝宝而喂奶，而是饿了再喂奶。此时，虚拍宝宝、发嘘声、给宝宝一个奶嘴，让宝宝躺在摇篮或童床里。

如果你无法让宝宝重新入睡，就开始下一个清醒周期，然后给宝宝喂奶。

如果宝宝很容易入睡，但难以重新入睡，问问自己下列问题：

- 宝宝是不是有点敏感 —— 房间够暗吗？伸手不见五指的黑暗有用吗？
- 我让宝宝彻底清醒了吗 —— 我的反应是不是太慢了？
- 我用工具帮宝宝重新入睡了吗？
- 拍宝宝奶嗝的方法正确吗？
- 干扰是不是太多了？
- 我平静吗？
- 房间是不是太冷或太热了？

帮助宝宝自己入睡和重新入睡可能会让你力不从心，特别是每天晚上你也很累，也很需要睡眠时。和所有技能一样，你和宝宝都需要时间、接受、坚持和触摸（TACT），同时还有练习、重复和信念。从积极的角度来看，前几个月的努力和耐心定会有所收获，最后宝宝就能随时随地入睡，能对所有变化、日常干扰有所回应。

要记住，这一时期会带来巨大的变化，宝宝要努力适应子宫外的生活。你要尽量耐心、尽量小心，帮宝宝适应这一转换过程。

○ 在怀中重新入睡

一旦宝宝在你怀中重新入睡了，在整个睡眠期间，你可以让宝宝一直在你怀里睡觉，也可以把宝宝放到童床上。放在童床上的理想时间是75分钟左右，此时他们可能不会醒来。

- 宝宝一开始闹，就虚拍、发嘘声、给他们奶嘴，或用以上任意一种方法。
- 宝宝进入下一个睡眠阶段时，你或许会觉得宝宝更沉了。
- 此时，除了让宝宝在怀中继续酣眠，也可以把宝宝放到摇篮或童床上。

但是，如果宝宝醒来，你可以选择：

- 让宝宝在摇篮或童床上重新入睡。
- 开始下一个清醒周期。

◆ 把宝宝从怀中转移到童床上

- 站起来，把宝宝放到童床上，开始虚拍。
- 一放到床上，你可以离开房间，如果宝宝吵闹，就开始虚拍、发嘘声，环抱着摇篮或童床里的宝宝。也可以给宝宝一个奶嘴。
- 记住，环抱摇篮或童床里的宝宝时，重要的是你站在宝宝身旁，背对着宝宝，在宝宝视线外。
- 宝宝平躺，安抚他们时，要把手轻柔且稳定地放到宝宝胸部和胳膊处，另一只手开始虚拍。
- 宝宝侧躺在摇篮或童床上时，要让宝宝背对着你，然后一只手稳定地放到宝宝肩膀和胳膊上（而不是腰），"半环抱"着宝宝。用另一只手开始虚拍。
- 觉得宝宝睡着了，就把手从宝宝胸部拿开，减少拍打，慢慢停止，好像在拍空气一样。
- 离开房间。

要是宝宝又醒了，你可以二选一：

- 回房间，重新入睡 —— 在你怀里、摇篮或童床上。

- 如果宝宝无法重新入睡，抱起宝宝，开启他们的清醒周期。多久喂一次宝宝是没有硬性规定的，如果宝宝睡不着，开始了第二个清醒周期，你就可以喂宝宝，不用管上次喂是什么时候。

○ 在摇篮或童床上重新入睡

宝宝刚出生那几天，只要一有乱动的迹象你最好就及时回应，这很重要，与清醒的宝宝相比，瞌睡的宝宝更容易重新入睡。你可以用监视器来帮助检测宝宝何时醒来。

宝宝平躺或背对你侧躺在童床上，你可以采取以下步骤：

- 环抱童床上的宝宝，开始虚拍并发出嘘声，如果可以，给宝宝一个奶嘴。

- 安抚平躺的宝宝时，一只手轻柔且稳定地放到宝宝胸部和胳膊处，另一只手开始虚拍。

- 也可以给宝宝翻身，让宝宝背对你，把一只手稳定地放在宝宝肩膀和胳膊上（而不是腰上），半抱着宝宝。用另一只空着的手开始虚拍。

- 宝宝睡着后，把手从宝宝身上拿开，减少虚拍和轻拍次数，直到停止。如果宝宝侧躺，你一拿开手，宝宝也许会翻回平躺。但如果宝宝没有翻身，你可以轻轻地帮他们。

- 如果宝宝睡着，你可以轻轻地离开房间。

- 要是你在的时候宝宝就开始哭闹，或者你一离开房间就听到宝宝哇哇大哭，返回房间并重复以上过程。

- 要是宝宝没能重新入睡，你可以抱起宝宝，让他在你怀中自己入睡。

- 宝宝慢慢长大后，你最好退出，给宝宝一个机会，学习不用你帮忙重新入睡。起初，这可能只有几分钟，但你可以慢慢地增加时间，直到宝宝能习惯自己重新入睡。根据我的经验，开始学习重新入睡的最佳年龄是12到16周，也可以再稍稍推后一段时间。

○ 在房间中醒来

苏醒和入睡同等重要。最好就是你早早开始教小宝宝，让他知道摇篮或童床是他们的安全避风港，而宝宝慢慢长大后，摇篮或童床也是他们苏醒玩耍的地方。

不要匆忙冲进房间抱起宝宝，而要走进房间，出现在他们面前，给他们舒缓的安抚。冲宝宝打招呼，走到窗边，稍微打开窗帘，暗示他们"有光就要醒来了"。

这样宝宝就有了学习的机会，在自己的空间里待一会儿，而你的存在和安慰的声音给了宝宝信号：他们很安全。宝宝慢慢长大，你可以稍微增加时间间隔，可以利用这段时间收拾一下桌子、拿开一些衣物，做这些事时，别忘了和宝宝多交流。

要是每次宝宝哭泣时，你就直接走过去抱起宝宝，他们就会对此产生依赖，觉得这样才安全。

与自己入睡一样，重新入睡也为宝宝提供了呵护和加深感情的机会。

- 重新入睡需要TACT —— 时间、接受、坚持和触摸 —— 再加上耐心、重复和信念。
- 宝宝学习睡眠时你可能要花数个小时抱着宝宝或和宝宝在一起坐着。
- 要是遇到困难，想想那可观的长期回报。

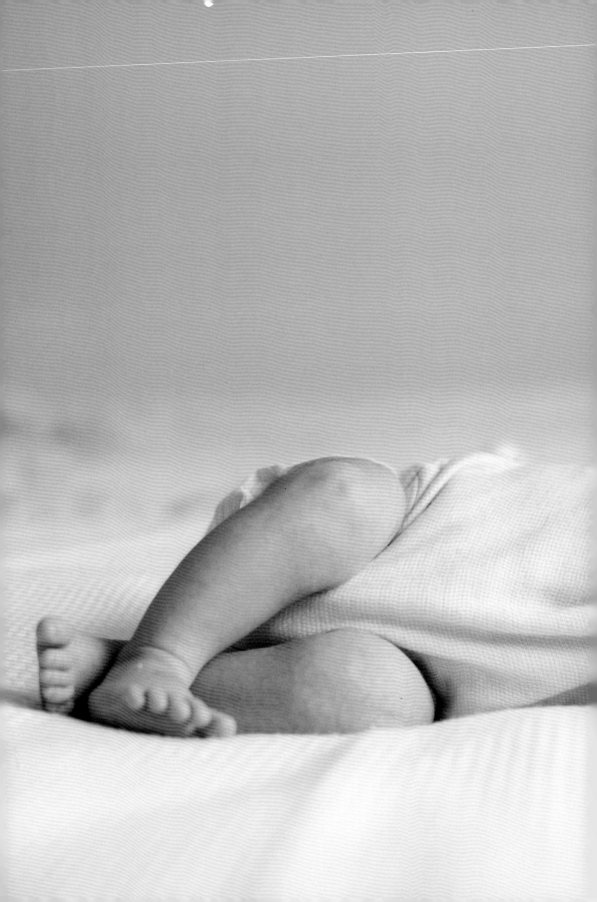

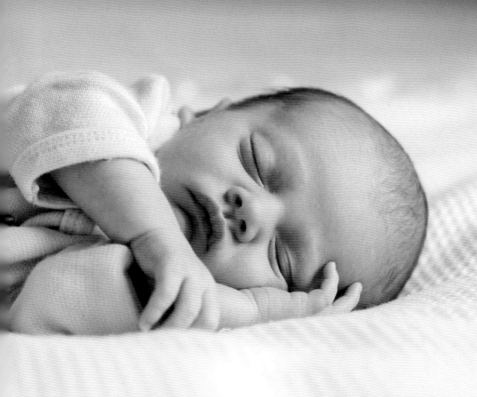

形成宝宝自己的节奏

最初的12周里，宝宝大部分时间都在睡觉、吃奶。想一想吧，睡眠和吃奶就像两块可以咬合的拼图，相互影响、非常契合。

宝宝睡得好就吃得好；宝宝吃得好也就睡得好。

最好的日程安排最能反映你和宝宝的需要，同时也是最适合你们的。

- 喂奶和睡眠齐头并进，形成宝宝日常节奏的基础。
- 有时也需要灵活处理。
- 6到12周的宝宝最理想的睡眠时间一次不能超过60到90分钟。
- 白天的节奏最好是两次喂奶间隔为2小时15分钟到4个小时。
- 白天的节奏会影响夜间的节奏。

○ 最初的两周

刚开始时，白天和黑夜没什么差别。宝宝醒着的时间大部分都是要喂奶、换尿布、打奶嗝和拥抱，然后才会去睡觉。宝宝慢慢长大，醒着的时间也会渐渐增加，会加上玩耍的时间。此时的节奏为：宝宝哭，你回应，喂奶，打奶嗝，换尿布和包襁褓，然后让宝宝睡觉。

○ 下一个阶段

宝宝10到14天大的时候，就会知道黑暗就是要睡觉、有光就是要醒来。宝宝白天睡觉醒来时，让屋里有点光，夜里喂奶时也打点灯光。这段时期，最好鼓励宝宝在婴儿房里的摇篮或童床里睡，不要把宝宝安置到家里的其他房间。

睡觉时，房间要暗下来，从而暗示宝宝睡觉时间到了。

宝宝睡多久能决定喂奶的时间以及喂奶的次数。有些宝宝睡得好，有些宝宝胃口好，每个宝宝消化的速度是不同的。在最初几周，还不习惯子宫外面的世界，所以多数宝宝会频繁醒来。喂奶和睡眠的节奏每一天都有所不同。

注意，0到6周的新生儿每一次清醒的时间不会超过45分钟到1个小时，这包括喂奶、打奶嗝、换尿布和重新入睡的时间。尽管清醒的时间稍纵即逝，但清醒时间稍长些就会让宝宝感到疲劳，很难入睡和重新入睡。宝宝这么小，睡眠和吃比玩更重要。

6到12周的宝宝清醒时间会增加，一般是60到90分钟，包括喂奶、换尿布和打奶嗝的时间。

为了延长宝宝的睡眠间隔，要鼓励12周以下的宝宝一次至少睡90分钟，这样宝宝才能从浅度睡眠进入到至关重要的深度睡眠阶段。

鼓励宝宝进入下一个睡眠阶段非常重要，这样才能帮宝宝建立长期的睡眠模式，还可以让宝宝不打瞌睡、不加餐。

一定要牢记每个宝宝的睡眠节奏都是独一无二的。有些宝宝需要每隔90分钟就吃一次奶，而有些宝宝可能每三个半小时才吃奶一次，还有些宝宝会是每隔两个小时喂一次奶 —— 这些都很正常。只要宝宝个人需要，什么时候都可以。为人父母，理应知道这些都很正常。

最初12周，宝宝的日常模式如何发展主要看宝宝的个性、家庭环境以及你承担的其他义务和责任。

○ 受到过度刺激的宝宝

◆ 宝宝就像海绵

有些家长根本没有意识到，他们让宝宝清醒时间过长，或让宝宝处于一个亢奋的环境中，比如：家庭气氛很活跃、宾客们来来往往、电视声音很大、狗一直汪汪叫，还有，你打电话的声音也会吵到宝宝。

家长很容易认为积极活跃的宝宝需要的睡眠就少，但大多数情况下，极度活跃就说明宝宝过度疲劳。

宝宝就像海绵，你根本不知道他们的极限在哪里。表面上看起来宝宝很想继续活动，但实际上宝宝可能已经完全累坏了。

看起来懒洋洋的宝宝也会接受暗示，回应刺激 —— 这只是宝宝收集和处理信息的方式，这样宝宝才能了解周围的世界。

小宝宝不会自我调节 —— 他们对柔和的环境反应更好，包括帮宝宝睡觉时你的表情、满怀爱意的抚摸、安抚的声调以及呵护性的身体语言。

◆ 忘掉疲劳的信号吧

有些专家建议找到一些疲劳的信号，当作宝宝瞌睡或过度疲劳的标志。这些信号有欺骗性，意义不大，因为宝宝都是独一无二的，只有慢慢了解宝宝，才能识别出这些信号。

有些宝宝疲劳时会打哈欠、揉眼睛或烦躁不安，但不是所有的宝

宝都如此 —— 总的来说，宝宝们的表现完全不同。当然了，如果宝宝包着襁褓，他的手就动不了，没法揉眼睛。要看懂宝宝的疲劳信号可能需要几周甚至几个月的时间。期间，宝宝总是会错过宝贵的睡眠时间。

○ 记录简单信息

拿笔记本做好记录，例如：

- 你开始喂奶的时间。
- 从哪边开始喂（母乳），或喂奶的量（奶粉）。
- 换尿布的次数。
- 便便的次数。

记录可以根据自己的意愿，只记基本信息，也可以详细记录，记录并不怎么费事，但最好及时更新。把笔记本放在喂奶的椅子上，晚上总结一下，然后再开始新的一页。可以用App，优点就是你可以保留一生，下次有孩子还可以当作参考。

有了现代技术，许多家长现在都可以通过互联网找到一些App，一定要好好研究，找一款适合你和家人的App。

○ 何时叫醒正睡着的宝宝

"千万不要叫醒正睡着的宝宝" —— 这句老话有点误导人。

吵闹不休的宝宝不知道他们需要睡眠，而瞌睡的宝宝经常会不知道要醒来吃奶。宝宝睡觉需要人来教，如何醒来也需要人教。必须由你来引导他们。

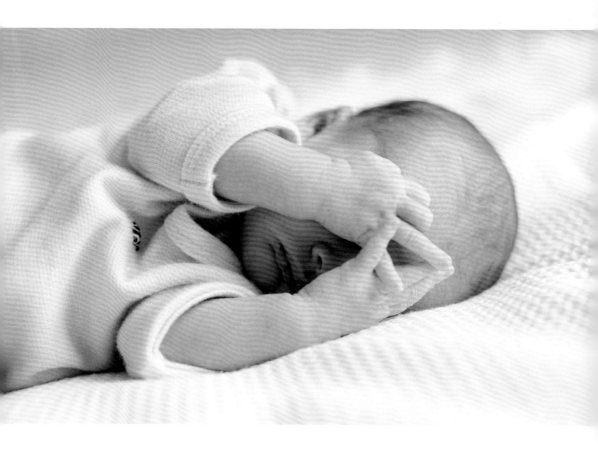

　　很多家长很不愿意白天的时候喊醒正在睡觉的宝宝，总是会让宝宝再睡会儿，觉得宝宝肯定需要睡眠。根据我的经验，必要时最好叫醒宝宝，这样喂奶和睡眠的间隔时间就不会超过4个小时。例如，宝宝上次吃奶是在早上10点，下午1点45分一定要叫醒宝宝，然后2点就可以喂奶了。否则你就肯定会形成夜间喂奶模式，宝宝就会习惯在夜里吃奶，白天睡觉。这种节奏完全颠倒了，你们双方都会很辛苦。要牢记，你白天的生活节奏会影响夜间的安排。

○ 永远不要让饥饿的宝宝等你

有些家长很困惑，因为他们"被规定"每3个小时喂一次宝宝。有些宝宝确实如此，但把宝宝的喂奶间隔延长到3个小时，这只是你在其他地方读到的信息，并不是说就适合你家宝宝。我的格言就是永远不要让饥饿的宝宝等你。没法吃好睡好，宝宝会很伤心、很疲劳。结果你也会很慌乱、疲劳和焦虑，这只会给宝宝增加压力。

○ 喂奶和睡眠指导

喂奶间隔从上次喂奶开始时算起，一直到下次喂奶开始，包括这其中的睡眠时间。要把清醒和睡眠时间都加上 —— 这就是喂奶间隔。

下面的表格列举了喂奶和睡眠间隔，看看你是不是做对了。

清醒时间	睡眠时间	喂奶间隔
$^3/_4$小时	$1^1/_2$小时	$2^1/_4$小时
$^3/_4$小时	2小时	$2^3/_4$小时
$^3/_4$小时	$2^1/_2$小时	$3^1/_4$小时
$^3/_4$小时	3小时	$3^3/_4$小时
1小时	$1^1/_2$小时	$2^1/_2$小时
1小时	2小时	3小时
1小时	$2^1/_2$小时	$3^1/_2$小时
1小时	3小时	4小时

续表

清醒时间	睡眠时间	喂奶间隔
$1\frac{1}{2}$小时	$1\frac{1}{2}$小时	3小时
$1\frac{1}{2}$小时	2小时	$3\frac{1}{2}$小时
$1\frac{1}{2}$小时	$2\frac{1}{2}$小时	4小时

要避免建立夜间喂奶模式，白天的喂奶间隔最长不要超过4个小时。

如果宝宝是早产儿，或者你比较关心宝宝的喂奶模式或体重增长，那么具体建议请咨询医生。

宝宝吃得够不够，最好是看看宝宝一天更换尿布的次数。便便的次数也很重要，不同的宝宝也大不相同，有的宝宝每天或每次喂奶后都会便便，而有些宝宝10天才大便一次。只要宝宝能吃能拉、高兴满足、体重增长，就万事大吉。

如果你家宝宝每次喂奶前后都不需要更换尿布，那么请向专业医疗人员咨询。

不要被时间表控制

新生儿时期是你逐渐熟悉宝宝的个性、情感需求和生理需求的过程——同时也是了解自己的过程。

前3个月，宝宝的情感健康比确定时间安排更重要。不要觉得其他人都在做，你就急于确定时间表，也不要被时间表控制。适当做出一些取舍，建立健康睡眠和喂奶模式的过程中就会自然而然形成自己的节奏。宝宝不喜欢变来变去，但这并不是说他们的时间就是固定的。让时间引导你，而不是控制你。宝宝的临界点和个性各不相同，时间安排也要把这些考虑在内。

最重要的是要放松，和宝宝一起享受。宝宝的这段人生经历永远无法复制。

Part 3

婴儿的喂养

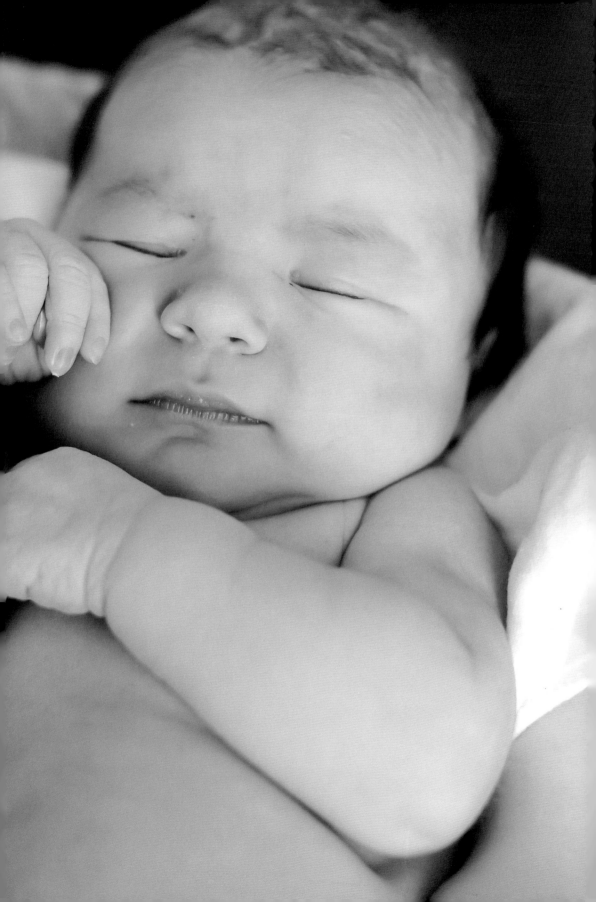

喂奶的要点

培养健康的饮食习惯从宝宝出生第一天就开始了。喂奶会耗费数个小时，为你和宝宝的亲密关系及呵护宝宝提供了独一无二的机会。

- 喂奶时周围要安静。
- 越早确定喂奶时间越好。
- 宝宝醒来就会立刻想吃奶。
- 夜里最好不要叫醒宝宝喂奶，除非专业人士要求。

喂奶时找一个安静的地方，这样你和宝宝都会放松并专注这件事。新生儿的感官很敏锐，一直说个不停、家里有噪声都会分散宝宝的注意力，过度刺激他们。安静的宝宝吃得香、消化好、更容易入睡，而且会睡得更香。在前6周，这一点特别重要。

宝宝小睡后醒来，更想吃奶而不是换尿布；只有大人才关心尿布。

宝宝醒来就会立刻想吃奶。很多家长学到的却是先换尿布。但是，我发现如果先换尿布，饥饿的宝宝会很激动，甚至歇斯底里，接着吃奶时就没什么精力，吃得也不香。结果，妈妈就很担心，宝宝会因为妈妈紧张而更加紧张，会变得更饿、更加不满，而妈妈也会很不高兴、筋疲力尽 —— 如此恶性循环。

最好是边喂奶边换尿布，这还有助于排气，让宝宝更专注，也吃得更香。

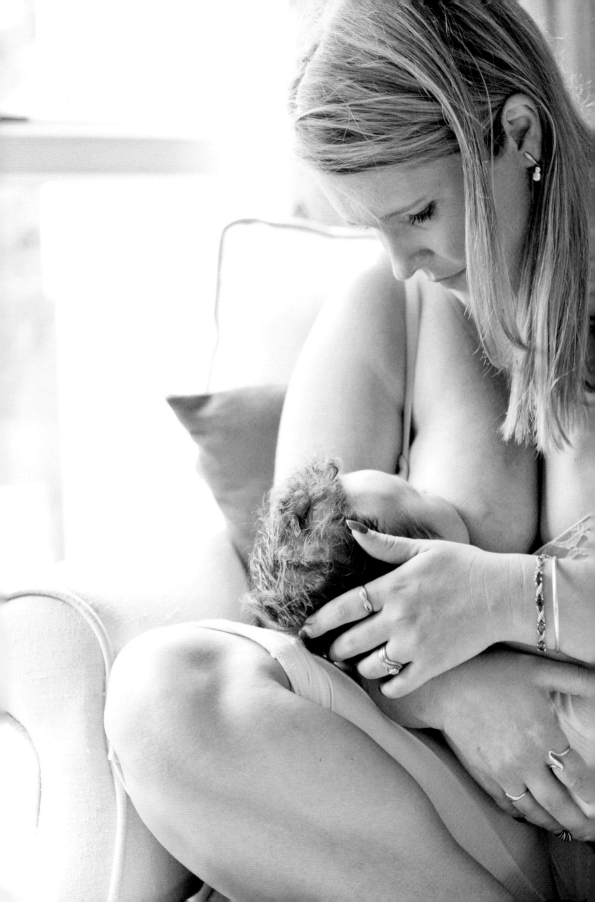

不同的宝宝需要不同的喂奶次数和节奏

　　宝宝的时间安排决定了不同的喂奶次数。喂宝宝没有一种固定的方式，以下只是一些比较常见的喂奶节奏，你可以尝试一下。一般来说，喂奶是为了让宝宝吃饱而不是为了舒服。有些宝宝睡觉前确实需要吃得饱饱的，这没问题——听宝宝的；但这并不是说要让宝宝边吃边睡，而是睡觉前一定要吃饱。

○ 白天喂奶

　　宝宝和妈妈都有所谓的"社交喂奶"，即在社交时间吃奶。宝宝渐渐长大后，除了和家人相处的时间，他们也会有自己的空闲时间。白天喂奶可以这样：

- 喂奶。
- 打奶嗝、换尿布。
- 喂奶结束。
- 同家人相处或自己玩耍。
- 回到床上。

或者

- 喂奶。

- 打奶嗝。
- 喂奶结束。
- 换尿布、打奶嗝。
- 同家人相处或自己玩耍。
- 回到床上。

或者

- 喂奶且中间没有打断。
- 打奶嗝、换尿布。
- 同家人相处或自己玩耍。
- 回到床上。

○ 白天最后一次喂奶

白天最后一次喂奶通常在下午4点到6点。很多宝宝白天最后一次吃奶后夜里会自然醒来。方式如下：

- 专心吃奶。
- 打奶嗝。
- 准备洗澡水。
- 洗澡。
- 为宝宝擦干身体，穿好衣服。
- 吃饱。
- 打奶嗝。
- 回到床上。

○ 夜间喂奶

夜间喂奶应该由宝宝来决定，不要叫醒正睡着的宝宝。夜里，宝宝一醒来就马上喂奶 —— 而不是你吵醒宝宝。我觉得只要不是医疗专业人士建议，而且宝宝体重一直在增加，吃得香，白天吃奶也很有规律，那就不需要夜里叫醒宝宝。

宝宝夜间哇哇大哭，要花点时间确定他们是饿了还是不舒服。有时宝宝只是哭一会儿，然后再次入睡。宝宝夜里会因为惊跳反射而清醒，特别是没有襁褓的宝宝，或者宝宝只是在撒尿、拉屎、放屁，也可能只是"枕头捂住了"，不一而足。这时宝宝一般不需要吃奶就很容易再次入睡。

如果立刻哄宝宝再次入睡，却明显不能实现，那么就让宝宝吃奶，饿肚子的宝宝会睡不着。

夜里要让宝宝再次入睡，不是不让你喂宝宝（饿着的宝宝睡不着），而是要确定喂奶是为了让宝宝吃饱而不是为了让宝宝舒服。

为了方便而让宝宝以喝水或奶粉来代替母乳喂养，或者缩短喂奶时间，反而换不来夜里的安宁，宝宝重新入睡会很困难或频频醒来。

尽量减少刺激能让宝宝更容易入睡。一直待在宝宝身边会让他找到理由不睡觉。这也是在给宝宝强化夜里是理想的睡眠时间这一概念。

喂奶时灯光要合适，这样才能查看宝宝吃得好不好，也可以帮助宝宝集中精神，不跑神。

夜间喂奶常见的两种方式：

- 专心吃奶。
- 打奶嗝、换尿布。

- 再次吃奶吃到饱。
- 裹襁褓、回到床上。

或者

- 吃奶吃到饱。
- 打奶嗝、换尿布。
- 裹襁褓、回到床上。

○ 梦中喂奶

梦中喂奶指的是晚上10点和半夜12点之间喂奶，它和夜间喂奶不同，因为要抱起正睡着的宝宝喂奶，这和让宝宝自然清醒后喂奶的理念截然相反。梦中喂奶由家长主导，由父母决定，而非婴儿。

这种喂奶方式争议很大。

我认为在决定是否要梦中喂奶前，先仔细衡量一下其利弊。

研究表明梦中喂奶会打断宝宝最宝贵、最深度的睡眠，而最深度的睡眠刚好就是在夜半三更，这时喂奶还会扰乱宝宝消化、成长和发育的节奏，以及宝宝长期的睡眠模式。

家长常常会梦中喂奶，希望宝宝能睡更长时间。但并没有证据证明梦中喂奶能延长睡眠时间，也不会让宝宝更健康。我认为梦中喂奶只能应个急，宝宝长大时会引发各种问题。

万一你家宝宝已经习惯了梦中喂奶，无法更改，一定要确保你知道其缺陷。如果你和宝宝都觉得梦中喂奶很不错，一定要记得最理想的是在6个月大的时候停止这种行为。

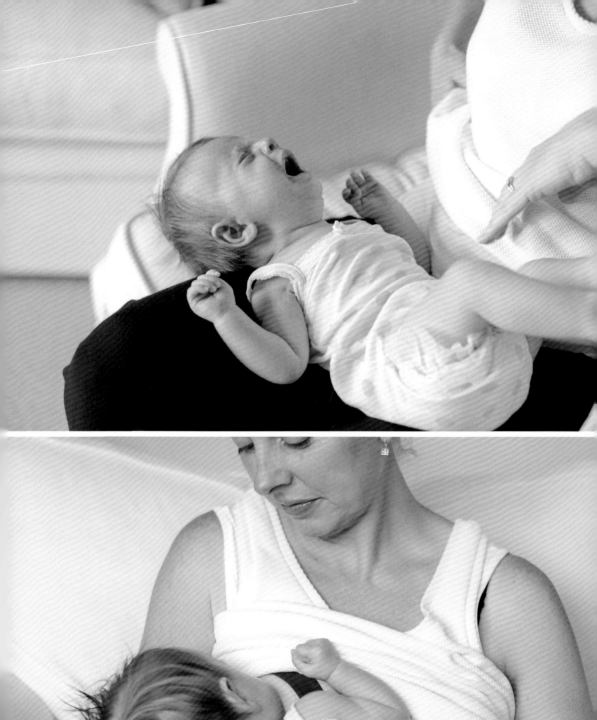
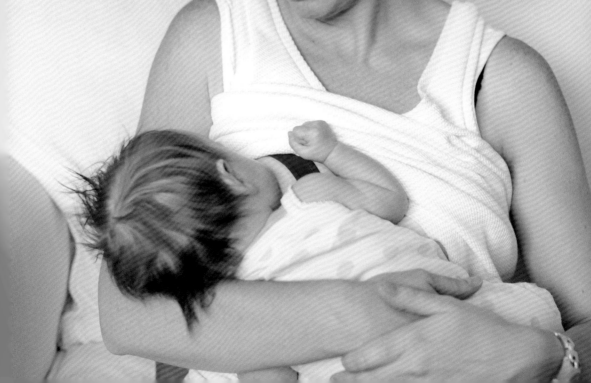

打奶嗝很重要

所有的宝宝，无论宝宝吃母乳还是奶粉，都要打奶嗝。有效的打奶嗝技术非常重要，能让宝宝心满意足。

- 打奶嗝是一种技术，需要稳定地加压并全神贯注。
- 奶嗝打得好，宝宝就吃得好、消化好，也更容易入睡。
- 排出顽固气体时，通常需要多种打奶嗝技术相结合。
- 打奶嗝最多要5分钟。
- 有些宝宝比其他宝宝更难打奶嗝。

关于打奶嗝，可以想象一下：一个瓶子里面有很多气泡，把瓶子放倒，然后再立起来——泡泡就会跑到上面。设想一下，一个像香蕉一样弯的瓶子，要把泡泡从瓶底移到上面，就要沿弯着的地方一直到瓶顶，弯着的地方移动起来很难。

宝宝打奶嗝也是一样——宝宝背要挺直，这样有助于气体排出。

打奶嗝的技术要点

有时顽固气体的排出需要多种打奶嗝技术相结合，方法如下：

○ 趴在膝上，肚皮向下

1. 把宝宝放在膝盖上，肚皮朝下，宝宝左侧尽量离你较远。
2. 一只手从宝宝腋下穿过，撑起宝宝的上半身。
3. 另一只手横向划到宝宝的身上，手心虚空，开始有节奏地在肚子附近上下虚拍。气体一排出你就会听到宝宝肚子里晃荡的声音消失了。
4. 然后，手握宝宝的背，手掌分开，大拇指在一侧，其他手指在另一侧。
5. 从腹股沟上方开始，上下揉搓。要稍稍施压，但用力要柔和稳定。
6. 一只手放在宝宝的大腿上支着宝宝。
7. 另一只手的手掌放在腹股沟上方，向下按摩 —— 左臀、右臀和中间 —— 分三部分按摩。

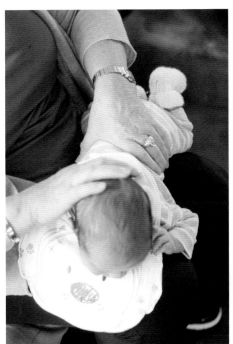 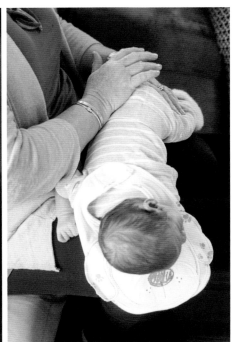

○ 躺在膝上，肚皮朝上

1. 让宝宝翻个身，肚皮朝上平躺，脑袋放在你的大腿上。
2. 一只手托住宝宝的头部。
3. 另一只手抚过宝宝的肚子，用臀部按摩的技术，由内向外按摩宝宝的肚子。
4. 手指放平按摩，最好顺时针。

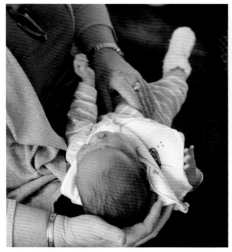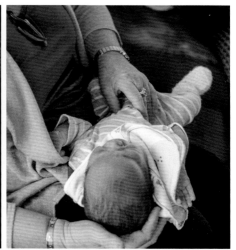

○ 观察宝宝舌头的位置

宝宝的舌头应该平放在嘴里，好让气体出去。检查时让宝宝呈坐姿放在膝盖上，食指弯曲，放在宝宝下巴上，向下拉动下巴，打开嘴。这时舌头就会自然下垂。要是还不行，用拇指食指轻捏宝宝脸颊的根部。

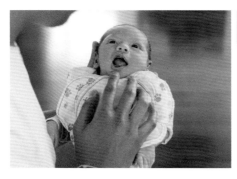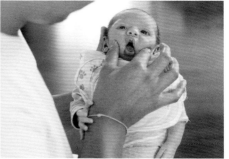

○ 让宝宝跳一跳打嗝法

　　让宝宝面朝你坐着，双手在腋窝处支着。反向转一下，挺直宝宝的身体（肚子里有气的宝宝通常会弯腰驼背），手指在宝宝的背部稍稍用力。

　　让宝宝在你的膝盖上跳一跳。既能让宝宝觉得好玩，也能帮助排气。

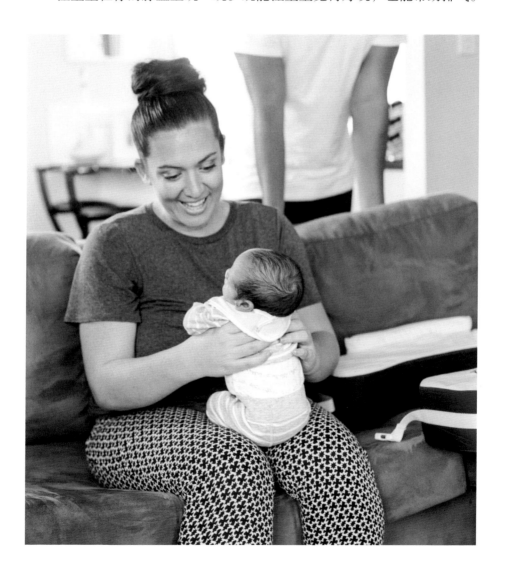

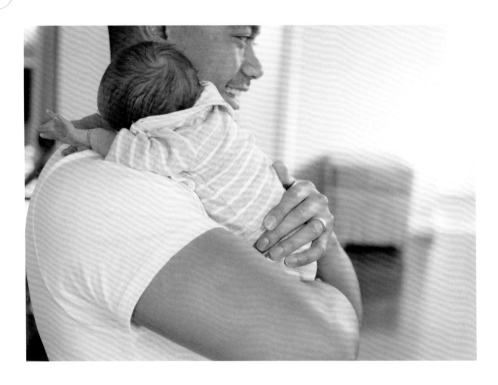

○ 趴在肩上打嗝法

1. 让宝宝趴在肩上，面朝你，下巴放在肩膀上。

2. 两手大拇指都放在宝宝大腿下方，从背部向上移动，撑直宝宝的身体。也就是说你要让宝宝稍稍离你远点。千万不要用力拉宝宝的腿，否则容易让宝宝大腿脱臼。

3. 抬起宝宝靠的那一侧，前臂弯起，放在宝宝臀部抱起宝宝。

4. 用另一只手轻轻虚拍宝宝的背，大拇指和其他四指分开，从腹股沟上方开始，上下揉搓，稍稍用力，轻柔而稳定。

5. 接着，向上揉宝宝背部的一侧，然后是另一侧。结束后，虚拍宝宝整个背部和身体两侧。

多多练习，再结合这几种技术，不到5分钟就可以帮宝宝排气。

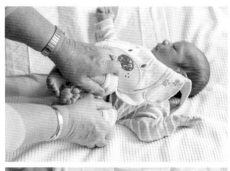

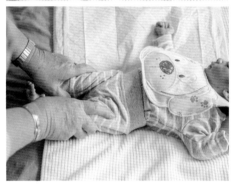

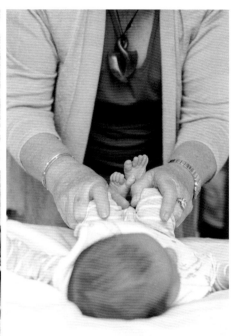

○ 放在换衣桌上打嗝

1. 把宝宝放到换衣桌上，轻轻地抓住宝宝的腿，绕膝盖上下摇动，用力要均匀。
2. 让宝宝膝盖并拢，轻轻弯曲上压，让大腿紧贴宝宝的肚子。
3. 稍微松开，但膝盖仍然弯曲，左侧膝盖压向宝宝肚子，轻压然后返回。膝盖弯曲，换右侧膝盖压向宝宝肚子，轻压，然后完全放开，腿伸直。
4. 重复这一过程3次。

○ 换尿布打嗝法

换尿布时非常适合宝宝踢腿伸胳膊，有利于排气。

母乳喂养的艺术

给宝宝母乳喂养有很多方法和技巧，要聆听自己身体和宝宝的需求。宝宝成长过程中，母乳喂养的节奏可能会多次改变。

母乳喂养的节奏完全形成至少要6周，有的可能时间会更长。此时，母亲的荷尔蒙及母乳量已经稳定，母子双方也都摸到了门道。

你和宝宝一起努力掌握这些技术，在这一过程中，你的情绪可能会千变万化，摇摆不定，从一个极端到另一极端。这很正常，一旦你认识到这点，就可能会发现，顺其自然反而更好些。

有些妈妈觉得母乳喂养非常简单，而有些则要费很大劲。有些妈妈很高兴能母乳喂养，有些妈妈则喜忧参半，还有些妈妈则觉得生理上接受不了。

无论情况如何，都不要拿别人的标准来衡量自己。母乳喂养非常私密，要试着彻底了解自己的感受，才更有信心继续下去。

遇到困难不要犹豫，一定要请人帮忙。不是每个人都愿意母乳喂养。许多妈妈都很矛盾，关键是要踏出第一步。

很难预测你会有什么样的经历，因为所有的母亲和宝宝反应都不相同。

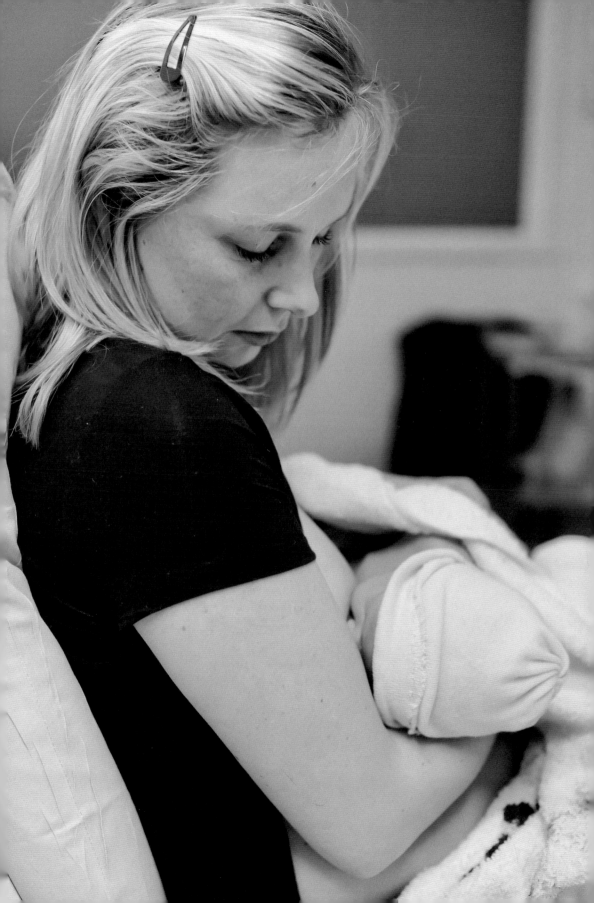

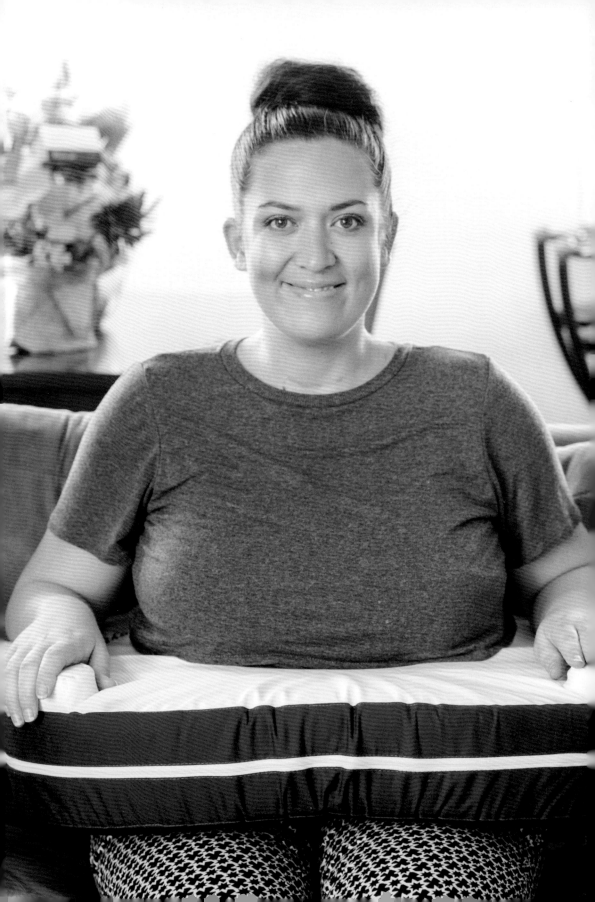

○ 什么是母乳喂养

母乳由水、蛋白质、脂肪和乳糖、其他碳水化合物、维生素、矿物质和其他营养物质（包括抗体、酶和激素）组成。其成分并不是一成不变，每个母亲都有所不同，而且一天中都有变化，随宝宝的成长也会改变，以满足不同阶段宝宝的需求。

首先，妈妈们要相信自己奶水够多，能让刚出生的宝宝吃饱。在整个哺乳期，妈妈们态度积极奶水就更多。

宝宝一哭就会促使母亲分泌催产素，当然把宝宝抱在怀里吸奶也会如此。另一种激素 —— 催乳素可以产奶，保证每次喂奶时奶水够吃。

宝宝用舌头和下巴压迫乳房组织，吸出奶水。然后奇迹就发生了：妈妈出奶了。

奶水分三种：

- 初乳。
- 过渡乳。
- 成熟乳。

◆ 初乳

初乳是怀孕末期和新生儿刚出生前几天分泌的乳汁。初乳容易消化，富含蛋白质，脂肪含量低，抗体浓度很高，能帮助宝宝抵御感染。初乳也是一种天然泻药，可以清理宝宝体内的胎便，即宝宝第一次拉出的又粗又黑的粪便。

初乳的量很少，但富含新生宝宝在最初几天需要的所有营养。

母乳喂养的宝宝出生后通常会体重下降，最高下降10%，体重恢复可能要2到3周。

◆ **过渡乳**

过渡乳是初乳和成熟乳的混合。生产后3到5天左右，过渡乳开始分泌，里面混有初乳，几天或一周后慢慢转化成成熟乳。有些妈妈可能会慢些。初乳什么时候结束，成熟乳什么时候开始并没有明确的标记，不过这个转化过程大概会在宝宝2周大的时候结束。

◆ **成熟乳**

成熟乳混合了前乳和后乳。前乳稀薄、多水，脂肪和热量较低。后乳比较浓稠，更像奶油，脂肪和热量较高。前乳何时变成后乳时间不定。

对每一位妈妈和宝宝来说，前乳和后乳的混合各不相同。但一般来说，宝宝吮吸乳头，开始吸奶，奶水的脂肪含量增加，总量减少。喂奶的时间间隔也会影响乳汁的成分。

前乳在较热的气候中较多，而后乳则在较冷的气候中较多。

母乳的颜色一天中会有变化，而每一天也会有所不同，通常要看妈妈吃什么、喝什么。这很正常。

○ **下奶反射**

宝宝吃奶时，信息发送到妈妈的大脑，刺激脑垂体分泌催产素和催乳素。催产素刺激乳腺收缩，把奶挤出乳管，而催乳素刺激产奶。这就是"下奶反射"。

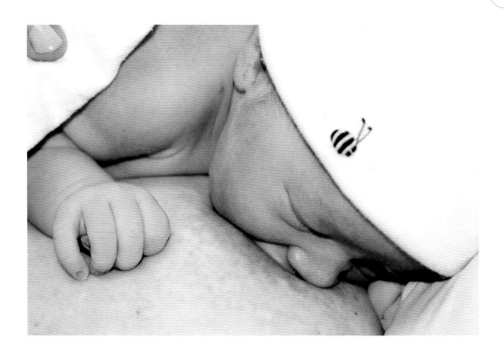

每侧乳房喂初乳的时间应少于几分钟。吮吸时间长但不出奶时，喂奶时间可以短而频繁。最初几天，妈妈每天都要随时随地喂奶，次数高达8到12次，甚至更多。

○ 正确衔乳

母乳喂养需要正确地衔乳。这是一种精密的技术。

乳房的形状和大小可能很不相同。乳房大还是小都没有关系，因为分泌乳汁的是乳房深处的乳腺，而不是周围的脂肪组织。

同样，乳头的大小和形状也可能各不相同。乳头可大可小，或自然下陷，或坚挺突出，或丰满，或扁平，或呈樱桃形状，发黑或发白，光滑或多毛。乳头一般没有相同的。

衔乳姿势正确，就可以：

- 防止乳头损伤。
- 保证乳汁顺畅流出。
- 防止宝宝在吃奶时吸入空气，以及可能出现的肠胃不适。

衔乳姿势不正确会造成：

- 喂奶效率低。
- 乳头疼痛、破裂或流血。
- 乳管阻塞。
- 乳腺炎。

导致以上问题的常见原因有姿势不正、舌系带过短、吮吸无力或宝宝吸的是空乳房。很多妈妈早早就放弃母乳喂养，其中一个原因就是受不了乳头开裂或流血。

○ 该不该用乳头保护罩

乳头保护罩是一种轻薄且有弹性的罩子，通常由硅胶、乳胶或橡胶制成，喂奶时，盖在乳头和乳晕上。保护罩看起来就像一顶小小的帽子，不过是切掉了帽边，这样宝宝的鼻子就会贴着乳房而不是保护罩。乳头保护罩也有不同尺寸，重要的是尺寸要适合自己的乳头。

一些专家提倡使用乳头保护罩，但有些则反对。我认为母乳喂养时戴上保护罩总比根本不母乳喂养要好。

○ 如何使用乳头保护罩

- 用温水清洗乳头保护罩，使其软化，更有柔韧性，密封效果更强

（保护罩内侧用乳汁润湿有助于吸奶）。

- 轻轻拉开保护罩，放到乳头上，轻压边缘（平平的部分），紧贴皮肤，达到密封效果。

- 还可以翻开保护罩，部分朝外（一半大小），保护罩顶部下压（增加吸力），放到乳头上。保护罩边缘翻下，轻轻压到皮肤上，达到密封效果。保护罩顶部弹出 —— 这时乳头应在罩子顶部内侧。

有些妈妈发现乳头保护罩一旦放好，用手把母乳挤入保护罩可以帮宝宝开始吸奶。用保护罩顶部轻触宝宝的嘴唇，让宝宝尽量张大嘴。把保护罩深深塞入宝宝的嘴里，一直到保护罩边缘，而不仅仅是顶部。要保证你家宝宝在吸奶。

> 很多妈妈早早就放弃母乳喂养，其中一个原因就是受不了乳房开裂或流血。

乳头保护罩可以减慢宝宝吸奶的速度，喂奶的时间就更久。有些妈妈觉得硅胶保护罩最好用 —— 自己选最适合的。而有些专家则认为保护罩会减少奶水的量，我认为临时用一下，反而有助于奶量增加。

乳头保护罩的护理：

- 用后消毒。

- 检查保护罩，看是否有撕裂、切口和裂口，以免细菌存留。如有疑问，请更换。

- 乳头保护罩每月更换。
- 把保护罩放到消过毒的橡皮乳头或奶嘴上很方便，也可以放在保护罩配套的透明盒子里，这样很容易就能找到。

○ 深抓技术

手抓乳房可以让宝宝更好地吃奶。深抓能更紧密，刺激出奶，避免乳头问题，减少吸入空气。

这种技术可以尽可能有效利用大部分乳房组织；让乳头好好地塞到宝宝嘴里。

各种搂抱宝宝的方法

利用宝宝的下巴刺激乳房出奶，用下面两种搂抱方法可以减少母乳喂养问题：

- 半支或圣母式。
- 美式橄榄球或足球式。

○ 半支或圣母式搂抱法

如果从左侧乳房开始喂奶，则次序如下：

1. 用右臂抱住宝宝，上臂支起宝宝的脊柱，手掌轻轻搂住宝宝的头。
2. 用左手深抓左侧乳房。
3. 想象乳房就像钟表一样，手放在乳房下方，拇指和其他手指分别在3点和9点的位置，呈U形。
4. 食指理想位置应正好在乳房下方，这样深抓乳房的时候，就不会碰到宝宝的下巴。
5. 抬起宝宝，让乳头正好在宝宝鼻子下面和上唇中间。
6. 用力挤压乳房，就像抓了一块三明治，乳头和周围的组织突出 —— 不太像是在捏，更像挤压的动作，但要轻柔一些。
7. 抱着宝宝靠近乳房，而不是乳房靠近宝宝。

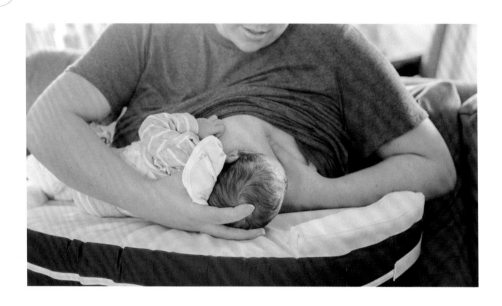

8. 对有些宝宝这种办法很有效，要耐心些。

如果觉得U形技术不舒服或有点难，调整位置，这样更舒服些。挤奶时压力要够，这点至关重要，这样乳头和乳房才会突出，手抓得更深更好。

很多妈妈都用枕头支着宝宝，妈妈的姿势也会更挺直（参看上图）。

○ 英式橄榄球或足球式

用这种搂抱姿势时，把宝宝塞到腋下，宝宝的脚底朝后。

1. 下方用枕头支起宝宝，把宝宝塞到腋下。

2. 用手掌搂着宝宝的头。

3. 用另一侧的手抓住乳房 —— 比如，右手抓左乳房 —— 手呈C型，大拇指和其他手指分别在12点和6点的位置。

4. 挤压乳房。

5. 把宝宝带向乳房（参看后页图）。

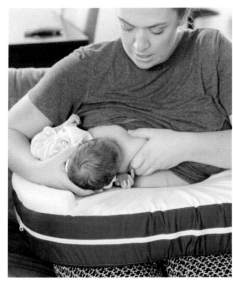
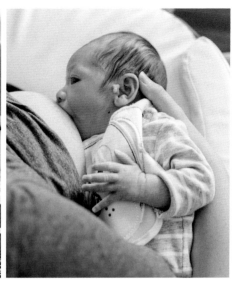

○ 如何让宝宝停止吃奶

让宝宝停止吃奶，最容易的方法就是用食指指尖轻轻下压乳房，位置就在宝宝嘴巴附近，让宝宝停止吃奶。然后中指滑入宝宝的嘴巴。有些宝宝很容易就松口，而有些却咬得很紧，很难松口。

说到母乳喂奶，妈妈们常说的是宝宝衔奶头的时间。记住，那指的不是宝宝衔奶头的时间，而是宝宝真正吃到奶的时间。

通常来说，想一直吸奶的宝宝不一定是饿的，而是为了舒服。这时，可以用奶嘴，好让自己的乳头休息一下。有些妈妈觉得吸奶嘴或用奶瓶会让宝宝产生"乳头混淆"，但根据我的经验，这不是问题。多数宝宝在子宫里会吸着大拇指，奶嘴只是这种行为的延伸。

○ 出奶 —— 刺激出奶

出奶通常被认为在生产后3到5天之间；但是，我发现早在第一天就可以出奶。

何时出奶你自己会知道。此时，乳房会变大、肿胀得像石头，也可能会变软、酸痛、不舒服。有些妈妈的乳房会有肿块。有些妈妈上床睡觉时乳房空空，但几小时后醒来却肿胀不已。以上所有情况都很正常。

宝宝刚出生前几天，两侧乳房交替喂奶，用不同的搂抱方式刺激出奶，就能很好地确立母乳供应，这样可以保护乳头不受损伤。在母乳供应确定前，我鼓励妈妈们两侧乳房轮流喂奶，圣母式和足球式搂抱法交替进行。

○ 母乳喂奶的方法

一旦母乳供应确定，如何喂奶由你来选，由你和你家宝宝的需要决定。

第一种方法，每次喂奶用一侧乳房。这种方法很常用，因为宝宝可以尽可能多吃后奶，完全排空每一侧乳房。这样喂奶时，我建议圣母式和足球式抱法都要用。

第二种方法，每侧乳房喂奶时间相同。有些人认为这样喂奶不能完全排空乳房，所以这样的宝宝不能像只吃一侧奶的宝宝那样吃到更多后奶。

○ "蛋糕和糖衣"

如果只吃一侧奶，宝宝没法完全吃饱，可以试试下面的方法：先从一侧开始，主要吃这一侧，然后换到另一侧，只吃几分钟，再换到"吃空"的那一侧。我把它叫作"一侧吃蛋糕，另一侧吃糖衣"。

○ 什么是密集喂奶

密集喂奶指一天结束的时候喂得更频繁些。这样可以安抚不安分的宝宝，也可以给妈妈们提供一次机会，让她们更从容些。

○ 如何知道宝宝何时吃完

很不幸，你不会知道的 —— 这就是赌博。每个宝宝都不相同，但是，重点要强调的不是宝宝衔住奶头的时间，而是宝宝是否真的吃到奶。

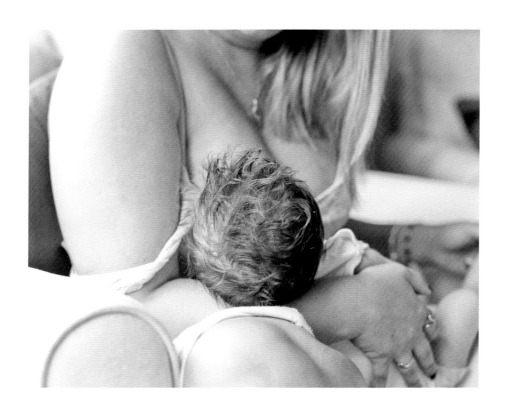

常见的母乳喂养问题

尽管下面列举的母乳喂养问题都可以解决，但也可以将其看做是挑战，会大大改变你的看法。有时妈妈们会遇到乳头和乳房问题，从而过早放弃母乳喂养，我认为，如果从第一天开始就正确引导，很多问题都可以避免。最好定期检查乳房，看看有没有变化。

○ 乳头破裂

- 一定要抓好乳房。
- 查看宝宝是否舌系带过短。
- 在乳头涂抹乳汁，帮助愈合 —— 喂奶中及喂奶后按摩乳房，让乳头自然风干。
- 用奶油或药膏 —— 有多种选择，找到最适合自己的。
- 尽量保持乳头通风。新鲜空气能帮助愈合。
- 乳头保护罩很棒 —— 它可以保持空气流通，戴好时，看起来就像神力女超人。

○ 乳房肿胀

产后3到5天出奶时乳房会肿胀。

帮助出奶的是宝宝的下巴，改变喂奶位置可以缓解乳房肿胀。足球式搂抱法特别有利于缓解腋窝下的压力。

为缓解不适，喂奶前可以温敷，喂奶前和喂奶期间可以按摩（热可以帮助出奶；冷会止奶）。

喂奶后冷敷，把卷心菜叶塞入胸罩，放置几分钟，会有一定效果。

○ 水疱

水疱也叫肿疱，可能会很痛。产后前几天，有些妈妈会出水疱，主要是宝宝衔乳不够紧贴。为了缓解疼痛，这些水疱要刺破。

有时，乳管堵塞或乳腺炎会让乳头生水疱。当然，没有乳管堵塞或乳腺炎也可能会出水疱。

○ 乳管堵塞

乳管堵塞不是感染，所以不需要用抗生素治疗。通常，持续母乳喂养能轻易解决这一问题。乳管堵塞的那一侧乳房出奶会慢些。喂奶时，先让宝宝吃堵塞的那一侧，强有力的吮吸可以刺激出奶，清除堵塞。你也可以尝试以下方法：

- 热敷堵塞的乳房。
- 一定要好好利用深抓技术 —— 这很重要。
- 宝宝下巴尖直对着堵塞的乳管，这个动作通常都很有用。
- 喂奶时，按摩乳房或用冷热敷。

○ 乳腺炎

乳腺炎通常是细菌感染引起的。细菌通过乳头裂口进入乳房。症状包括乳房肿块、乳房发红和疼痛，也有发烧和类似感冒的症状。

乳房涨奶也会引发乳腺炎 —— "乳汁淤滞"。

- 乳腺堵塞时，用热敷。
- 一定要好好使用深抓技术。
- 喂奶时，让宝宝的下巴尖直对着堵塞的乳管。
- 喂奶时，按摩乳房或用冷热敷。

○ 冷热敷

热敷帮助出奶，冷敷减慢出奶。

◆ 如何冷敷

冷敷的方法各不相同，但简单有效的方法是润湿一条毛巾，放到冰箱里。

另一种方法则是用可以冷敷或热敷的商业产品。冻好后，可以稍稍解冻，在乳房上固定好，停留一段时间。在乳房上停留10分钟左右为好，最多不要超过20分钟。

◆ 如何热敷

打湿一块面巾，放入微波炉，持续几秒，直到面巾发热；也可以用热水打湿面巾。热敷前先测试一下温度是否合适。然后放到乳房上。在乳房上的停留时间最好不要过长，几分钟即可。

◆ 卷心菜叶

卷心菜叶子含有一种酶，可以减少乳房肿胀的症状。直接把洗净的卷心菜叶子塞到胸罩里，紧贴乳房，停留时间不超过20分钟（停留时间过长会减少出奶量）。

◆ 生土豆

根据我的经验，生土豆可以帮助消除炎症，缓解发红和疼痛。要尽早使用 —— 最好产后24小时内。（如果耽误时间过长，炎症会加重，生土豆会失效；这时就需要抗生素。）

1. 将土豆切成薄片，泡入水中约15分钟。
2. 把土豆片放到乳房发炎区域，停留15分钟。
3. 拿下土豆片，扔掉。
4. 再间隔大概15分钟，重复该过程。共做3次。

○ 出奶问题

一定要相信自己，要大声告诉自己：我有奶！这样可以刺激催产素和催乳素分泌，出奶需要这些激素。

乳房按摩或乳房冷热敷可以刺激出奶。和宝宝一起努力，喂奶时要托着乳房下面，大拇指和其余四指分开，随着宝宝的吮吸动作，轻轻向下按摩。

用不同的搂抱法喂奶，直到乳房排空，这有助于疏导各个乳管。

◆ 如何帮助及维持出奶

下面这些小窍门可以帮助并维持出奶：

- 坚定的信念 —— 有助于出奶。
- 合理饮食 —— 要吃大量好的碳水化合物和蛋白质，以及富含蛋白质的零食。
- 葫芦巴 —— 有助于出奶。
- 催乳花草茶 —— 有助于出奶。
- 生育维生素
- ω-3不饱和脂肪酸 —— 增加母乳内脂肪。
- 大豆蛋白奶昔或蛋白奶昔。
- 益生菌 —— 帮助妈妈和宝宝消化。
- 水 —— 大部分母乳由水构成，因此，喂奶时妈妈要多补充水。
- 吃药要遵医嘱，如吗丁啉。

○ 哺乳辅助器

出奶困难的妈妈虽然可以使用奶粉，但在此之前，也可以尝试一下哺乳辅助器（Supplementary Nursing System）。

这是一套用具，包括一个袋子、一套管子，母乳喂养时吸取多余的奶来喂宝宝。用了哺乳辅助器，宝宝就能吮吸乳房，从而增加出奶量，不需要再吃奶粉。

这套用具可以在网上轻松买到。

母乳喂养和皮肤接触

在任何阶段，母乳喂养遇到问题时，都可以尝试
先从皮肤接触开始纠正和解决。通常宝宝会开始
嘴角反射，并自然地抓住你的乳房。

○ 母乳喂养的其他问题

以下问题与宝宝和母乳喂养有关：

- 宝宝是不是舌带过短？
- 宝宝有乳糖不耐症该怎么办？
- 母乳喂奶时宝宝打瞌睡该怎么办？
- 怎么才能知道宝宝吃饱了？

◆ 宝宝是不是舌系带过短？

什么是舌系带过短？指连接宝宝舌根和口底的小系带过短过紧，限制了舌头的动作。

◆ 如何判断宝宝是否舌系带过短

如果宝宝不能完全伸开舌头，或者舌尖呈心形，你家宝宝就可能是舌系带过短。喂奶期间，有时会发出咔嗒声，或者喂奶时会有吮吸中断的习惯。妈妈们的乳头会痛，因为宝宝在咀嚼，而不是吮吸。咀嚼也会让宝宝体重增加缓慢，同时影响妈妈出奶。

舌系带过短经常不容易发现。如果有疑问，要咨询相关专家，检查是否舌系带过短。

还有一种比较少见，上唇粘连（ULT），指上唇的小系带过短，影响宝宝吮咬的能力。症状包括咔嗒声、上唇内翻或频频松口。

◆ 舌系带过短的宝宝怎么办

要是不影响喂奶，就不要管。舌黏连通常会自愈。要是影响喂奶，请相关专业人士为宝宝检查，看是否需要简单的矫正。

◆ 宝宝有乳糖不耐症该怎么办

宝宝有乳糖不耐症，仍然可以母乳喂养。

- 调整你的饮食，彻底断掉奶制品，包括含有乳清的食物 —— 买之前认真读一下标签。
- 每次喂奶只用一侧乳房，好让宝宝尽量多吃后奶 —— 乳糖不耐的宝宝容易消化后奶，因为后奶比前奶乳糖含量低。
- 宝宝吃奶时，按摩乳房，促进乳汁分泌。
- 如果两侧乳房喂奶，后面喂奶的那一侧可以先用吸奶器把奶吸出一部分，以减少前奶的量。

◆ 母乳喂奶时宝宝打瞌睡怎么办

许多宝宝吃奶时都会打瞌睡。因为喂奶时你搂紧了宝宝，宝宝觉得安全、受到了呵护，才会打瞌睡。

宝宝打瞌睡就不会真正吸奶 —— 所以，应该让宝宝松口。这一般会弄醒宝宝，你可以让宝宝重新吃奶。

你也可以给宝宝换尿布，或者换另一侧乳房喂奶，这都可以再次吸引宝宝的注意力。

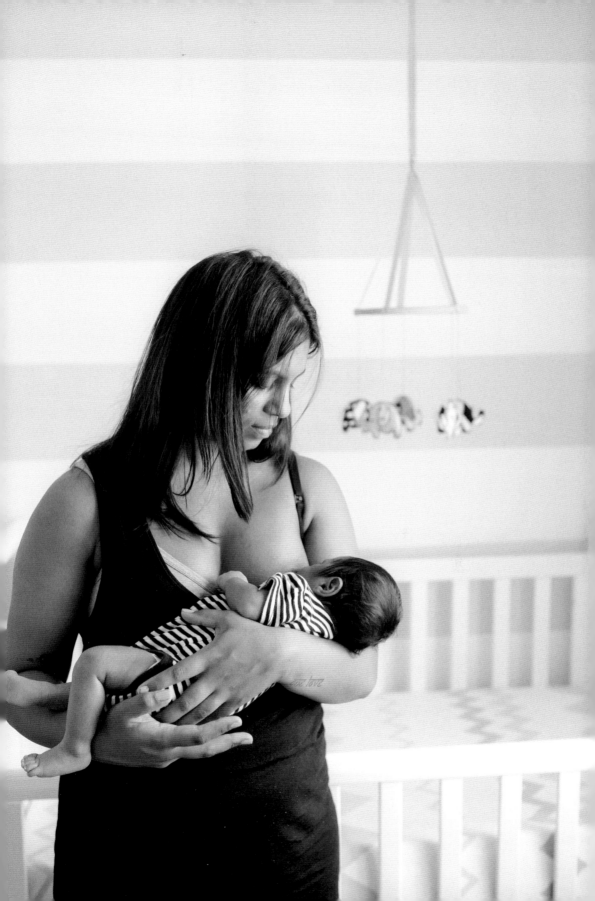

◆ 给瞌睡的宝宝喂奶

喂奶时宝宝打瞌睡就不会增加体重，按下列方法引导可以让宝宝保持清醒，好好吃奶，同时也能更好地增重。自始至终，一定要让宝宝吸奶，而不要"停停吸吸"。轻轻用拇指按住宝宝下巴，鼓励宝宝。如果不起作用，就拿开手指，让宝宝重新吃奶。

- 等宝宝醒来。
- 用圣母式搂抱法，从一侧乳房开始喂奶。
- 让宝宝吸奶，直到宝宝停下。
- 让宝宝吸另一侧，直到宝宝停下。
- 用足球式搂抱法，让宝宝吸第一次喂奶的那一侧乳房，直到宝宝停下。
- 换边，再次用足球式搂抱法 —— 让宝宝吃奶，直到宝宝停下。
- 拍奶嗝，然后再吃第一次的那一侧，重复这一过程。

这么做的目的是为了保证宝宝能完全吸空第一次吃奶的乳房。

还可以在宝宝吃奶的时候按摩乳房，这样有利于分泌后奶。整个过程可能需要35到40分钟，包括拍奶嗝和换尿布的时间。

喂奶结束后，给宝宝包上襁褓，放回床上。

◆ 如何知道宝宝吃饱了

宝宝高兴满足就是最好的表现，其他标志包括：

- 有效吮吸。
- 湿尿布。
- 健康的睡眠习惯。
- 体重增加。
- 尿布上有正常大便。

混合喂养

混合喂养也可以称为母乳加配方奶粉辅助喂奶，这是一块灰色区域，很多妈妈都不知道怎样混合喂养，特别是产后前三个月内。

○ 最初几天

根据我的经验，等着乳房出奶时给宝宝吃一次性瓶子装的配方奶粉并不会扰乱母乳喂养。这种方法能安抚疲倦的妈妈和晚上没有睡好的宝宝。休息过后，母乳喂奶的成功率会增长10倍。

要记住，刚出生的宝宝在最初几天哇哇大哭并不一定就是饿了；更有可能是宝宝想要呵护、吸一吸奶，或者只是想要抱抱。多数宝宝在出生前就已经从胎盘中得到了足够的营养，所以前几天只吃初乳就可以了。要是宝宝经常哭，可以多抱抱，也可以塞给宝宝一个安抚奶嘴。

但是，只要出奶了，最好就把所有辅助喂奶工具放一边，这样宝宝才能专心吃母乳。

○ 最初6周母乳和配方奶粉混合

总的来说，如果宝宝没有需要，我并不鼓励混合喂养。但我认为每一位妈妈都有权利选择自己的喂奶方式，母乳喂养由一套复杂的激素系统控制，宝宝的吮吸能力非常关键，可以刺激下奶。

宝宝吸奶时，信息会传递到你的大脑，大脑分泌刺激出奶的激素。因此，要是宝宝只吃奶嘴，而不是乳房，你的出奶量就会更少。这就是大自然的供需规律。

每次给奶瓶加满奶粉前要好好想想，这么做会让母乳减少。根据我的经验，宝宝吃过奶粉后，可以在小睡或上床睡觉前15分钟再吃一次母乳。为了避免宝宝边吃边睡，可以先让宝宝吃奶再包襁褓，然后再把宝宝放到床上（喂奶、襁褓、睡眠）。如果不包襁褓，可以另选一种活动，打破边吃边睡的习惯。

对于那些在襁褓里吃奶的宝宝，最好在吃完奶粉后，入睡前打开襁褓，然后再包上。

有些宝宝习惯吃奶粉，懒得吃母乳，不想吸奶，专等着奶瓶。这样也会出现下奶问题。

有些父母的觉得让宝宝吃配方奶粉能更好入睡，其实并不是所有的宝宝都是如此。重要的是，母乳喂养时，夜间喂奶可以促进母乳分泌，让喂奶更简单，特别是产后最初几周。

○ 为了节省时间让宝宝吃奶粉好不好

做出决定前要注意，为了节省时间让宝宝吃奶粉不一定如计划一般有用。例如，妈妈通常会在夜里自动醒来，此时的宝宝安安静静，而当爸的则一直呼呼大睡，宝宝的哭声也弄不醒他。这时，妈妈就会叫醒伴侣，可能整夜都不会再睡。

而且，略过一次母乳喂奶并不能直截了当解决问题，大多数妈妈此时都会起床挤奶，排空肿胀的乳房。

　　家人和朋友能给你提供的最大帮助就是让你和宝宝一起休息，这样宝宝自然醒来吃奶时你也精神饱满。

　　根据我的经验，产后12周，如果你要事先帮忙，让伴侣或家人帮忙喂奶粉或许更有用。

　　要从帮忙者有空的时候开始，坚持下去，不要漏掉一天。最好挑选晚上的时间或白天最后一次喂奶。你也可以让宝宝吃了母乳后再洗澡，然后让帮忙者喂宝宝吃奶粉。要是宝宝不吃奶粉，可以换个顺序：奶粉、洗澡、母乳。

○ 宝宝拒吃奶粉怎么办

　　有些母乳喂养的宝宝很难学会吃奶粉因为吃奶粉和吃母乳大不相同。

　　很多妈妈都承认让宝宝吃奶粉喜忧参半，宝宝通常也会察觉。妈妈要是能百分百肯定，就能让宝宝安心，得到吃奶粉的"许可"。

　　有些专家建议有人帮宝宝吃奶粉时，妈妈应离开房间或房子。据我的经验，妈妈在场则更好，这样帮忙的人可以和妈妈一起，鼓励宝宝吃奶粉。

　　不要把这当作意志的战争！不要强迫喂宝宝奶粉。鼓励和强迫很难把握界限。

○ 如何选择奶嘴

　　喂奶粉时的角度和母乳喂养应相同。

　　母乳是从多个孔喷出，而奶嘴上只有一个孔。所以，重要的是吃奶粉要有一定的节奏，尽量还原吃母乳的感觉。选择合适的奶嘴很重要，这样宝宝才不会灰心丧气。

奶嘴要和你的乳头形状相似，看乳头长还是短。

根据我的经验，基本款的奶嘴就够用了，比那些复杂精密的奶嘴都好用。看看哪一种最适合自己。

在宝宝下巴上放一个奶嘴（不是嘴里）可以鼓励宝宝吸奶。

有些宝宝不愿意用奶嘴吃奶粉，不好哄，即便挤出的母乳也不吃。如果刚开始宝宝很明显不愿意，不用在意，几天后再试一下。

○ 小睡前喂奶粉

一般说来，多数母乳喂养的宝宝在最初6周每次清醒只吃一次奶。但是，宝宝长大后清醒时间会变长，再次上床睡觉前，你可以喂一次满瓶的奶粉，或者再吃一次母乳，要保证宝宝上床睡觉前已经吃饱。

○ 何时增加吃奶粉次数和额外吃奶次数

根据我的经验，6到12周的宝宝消化速度不同，增加的次数由宝宝决定。比如，如果宝宝没睡好、总是饿、吃得快，或者总是想吃奶，就让宝宝睡觉前吃一次奶粉。

○ 何时最适合吃奶粉

根据我的经验，年龄不是问题。有些只吃母乳的宝宝7个月的时候会很乐意吃奶粉。我也认为宝宝6周之后虽然不愿意，也可以时不时增加配方奶粉。

关于挤奶

对于那些可能需要剖腹产或生产有问题的妈妈，建议36周左右就开始挤初乳。挤奶前，多咨询孕妇保健员、顾问或医生，以及哺乳专家。用干净的容器保存初乳，记录日期，放进冰箱。

○ 手动挤奶

- 洗手。
- 最佳挤奶时间在洗澡后，因为高温有利于初乳分泌。好好温敷一下会有同样效果。
- 座椅要舒服，坐姿稍微前倾（重力有助于乳汁流出）。
- 挤奶时需要一个消过毒的容器。
- 开始时，轻轻按摩乳房，或从乳房后面轻敲，向下直到乳头。另一种方法则是打圈按摩乳房，从乳房后面直到乳头。
- 把小指放在乳房下面，抵住肋骨，同时张开其他手指，包住乳房。大拇指放到乳房上，调整手指和大拇指，五指相对，呈C形，包住乳房。食指和拇指放在乳头两边，就在乳晕边缘。感受一下乳头和乳晕柔软度和质感的变化，然后开始挤奶。（每个人因乳房不同而位置不同，如果乳晕较大，就要把指头放到乳晕上。）
- 用食指和大拇指开始挤奶（而不仅仅是指尖），一定不要夹住或挤压乳头。

- 轻轻向内、向肋骨方向挤压。
- 食指和拇指轻柔稳定地挤压，然后松开，食指和拇指位置保持不变。
- 重复挤压和松开的动作，呈一定的节奏，一直绕着乳头挤。乳汁流出速度变慢或停止，换另一侧乳房。
- 要有耐心 —— 学习这一技术需要时间，才能挤出初乳。
- 使用前都放在冰箱里。

○ 机械吸奶

据我的经验，宝宝是最好的吸奶器，所以除非医生建议，我认为前6周妈妈们不要用吸奶器。

需要吸奶器的情况：

- 早产儿。
- 难产，宝宝要留在婴儿房照顾。
- 宝宝无法用力。
- 宝宝不愿吃母乳。
- 宝宝舌系带过短。

医生建议有些妈妈用吸奶器，帮助缓解乳房肿胀、乳管堵塞或乳腺炎。但多数情况下，我鼓励妈妈们顺其自然，让宝宝帮忙。我觉得对催乳来说，宝宝一直都是最佳选项，还可以平衡荷尔蒙、清除感染。

用吸奶器时，注意不要吸太多奶。有些妈妈吸奶吸得很好，而很多妈妈则不行，会产生焦虑。我曾遇到过几个妈妈哭得很伤心，她们吸不出奶，还影响了出奶。

你可以每次喂奶结束后吸一点，每天结束时就够让宝宝一次吃饱了。

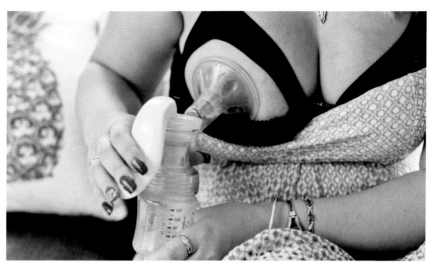

这样就不太会影响供需平衡，还会促进乳汁分泌。

　　一些妈妈用吸奶器吸奶，这样伴侣或帮忙喂奶的人可以在夜里让宝宝吃吸出的奶。要使妈妈睡觉时不受打扰，这种方法就很好用。

　　无论出于什么原因放弃母乳喂养，只要你愿意，都可以重新追奶哺乳。这一过程需要时间和耐心。不过，我一直鼓励妈妈们作出改变前要好好考虑，不要影响整个家庭。

"虎奶"果汁牛奶

历史悠久的"虎奶"果汁牛奶能促进乳汁分泌，做法如下：

600毫升牛奶，

一个鸡蛋，

一勺奶粉，

一根香蕉（或浆果），

半匙啤酒酵母，以上原料用搅拌机混合。

这种饮料共制作三杯——刚好一天的量。

奶粉喂养

有些妈妈因为健康原因无法母乳喂养。无论她们有多么强烈的愿望，无论她们多么努力尝试，她们的身体都做不到。

进一步冒险前，我建议所有的妈妈都不要觉得母乳和奶粉是对抗性的，相反，两者应齐头并进，帮助那些无法母乳喂养的妈妈们。

每位妈妈都有幸福的权利 —— 我们都知道妈妈幸福宝宝才会幸福，这才是最具决定性的。为人父母无所谓对错 —— 最好的方法是最适合每一位妈妈和宝宝的。

奶粉喂养和母乳喂养一样，同样有机会和宝宝亲密、呵护宝宝，特别是在最初三个月内，妈妈和宝宝彼此相互了解、进入状态的过程中。这时：

- 其他帮忙喂奶的人尽量少出现。
- 选择合适的配方奶粉。
- 挑选合适的奶瓶和奶嘴。
- 卫生至关重要。
- 人工喂奶要做多个选择。

○ 建立情感纽带

奶粉喂养一直都需要认真和耐心，周围环境要安静。

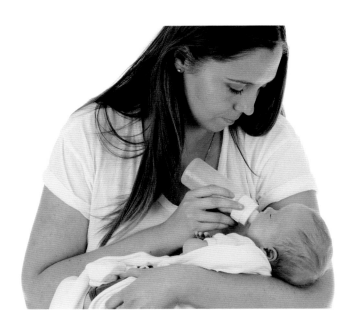

　　帮忙喂奶的人最多3个，包括你自己，要坚持不懈。喂奶时把宝宝换人抱会让宝宝很有压力，容易让宝宝混淆。在一定时间里，一对一、放松地喂奶才是宝宝想要的——细心呵护、依偎拥抱，让他知道你有时间陪他。

　　喂奶时需要妈妈在场，需要你全神贯注。不要为了节省时间，塞给宝宝一个奶瓶，离开房间——这很危险，宝宝会没有安全感，缺乏一对一喂奶时建立的纽带。

配方奶粉

　　1867年，世界第一包商业化的婴儿配方奶粉出现。发明者是一位锐意进取的德国化学家，尤斯图斯·冯·李比希，他还发明了氮基化肥和浓缩汤块。

○ 奶粉种类

150年来，专家们一直都在分析母乳，努力模仿母乳成分。配方奶粉种类很多，所以提前研究一下很重要。根据制造商的说明，配方奶粉要常备。

婴儿配方奶粉的成分一直在进化，以下几种可以常备。

◆ 牛奶为主的配方

包含多种乳清和酪蛋白，商店很容易买到：

- 无乳糖配方 —— 不含乳糖。
- 有机奶为主的配方 —— 不含化学物质和杀虫剂。
- 特殊水解配方 —— 这种奶粉很好消化。
- 水解配方 —— 专业配方。

◆ 无牛奶配方

以下为不含牛奶的配方：

- 山羊奶配方。
- 豆奶配方。

○ 慎重换奶粉

我的座右铭：不要像换内衣一样换婴儿配方奶粉。

新生儿的消化系统非常敏感，不能经常更换配方。最理想的是选择一种并坚持下去。要是宝宝反感你选择的品牌，再换一种。换句话说，应由宝宝来决定。最合理的是用10天时间检测新配方是不是适合。

○ 挑选奶瓶

◆ 塑料还是玻璃

决定用塑料奶瓶还是玻璃奶瓶前要彻底研究一番，这一点很重要。目前，大家都认为不含BPA的塑料奶瓶比老式的塑料奶瓶更安全，但是，进一步的研究表明塑料用品对宝宝仍然有健康隐患。如果你家有大点的孩子，并选择使用玻璃奶瓶，你要考虑的则是安全问题。比如，玻璃奶瓶比塑料奶瓶更重，且加热后过热，无法马上碰触。你可以买个套子隔热。

◆ 奶瓶使用期限

是否要长时间使用旧奶瓶，要看奶瓶的情况。一定要选不含BPA的塑料奶瓶，小心划痕和其他破损情况。

◆ 奶瓶形状

不同的奶瓶形状可能会帮助消化。比如，有的奶瓶带漏斗，可以帮助排气，很多奶瓶广告标榜可以防胀气。

◆ 挑选奶嘴

奶嘴大小不同、形状不同，挑选时要不断尝试。现代的奶嘴由硅胶、乳胶或橡胶制成。硅胶奶嘴最常用，不过橡胶奶嘴最天然。

配方进化

早在20世纪初，医生们就建议妈妈们用未经处理的牛奶、水、奶油和糖混合来喂宝宝。为了预防佝偻病、坏血病和细菌感染，里面还可以加入橙汁和鱼肝油。

20世纪20年代到50年代间，炼乳是婴儿最常见的食物。

◆ 出奶与出奶口大小

影响奶瓶出奶和宝宝吮吸吞咽能力的因素中，最重要的或许是出奶口的大小。

根据出奶口的大小，奶嘴可分为慢速、中等或快速类型 —— 出奶口小，出奶的速度就慢，大点的出奶口出奶速度就快。喂奶时，注意奶刻度的变化，以此确定奶嘴形状和出奶口大小是否合适。

要是宝宝吃奶时狼吞虎咽、会呛住，或者奶流到宝宝面颊上，就说明出奶可能太快，需要换流速慢点的奶嘴。同时也要注意喂奶时拿奶瓶的角度，角度也会影响出奶。

要是宝宝吮吸时明显很累，或者宝宝吃进去的奶非常少，这就说明出奶口过小。

有些奶嘴和奶瓶可以互换，但一般来说，奶瓶和奶嘴最好配套，使用同一品牌的奶瓶和奶嘴可以避免密封不严和漏奶。

○ 如何喂奶粉

◆ 准备配方奶粉

- 用壶煮水。
- 把奶瓶注满水并冷却。
- 添加几勺配方奶粉。用量请参考制造商的详细说明。遵守喂哺用量建议，奶粉过多会引起便秘和脱水问题，用量过少则会营养不良。
- 拧紧奶嘴，盖上帽子，摇一摇让奶粉溶解。（如果宝宝胀气或吐奶，更要轻摇而不要猛晃奶瓶，这样可以减少气泡。）最好看看瓶底是否有沉淀，或者停一会儿，看看上面是不是漂着结块。

- 喂奶前用手腕内侧试探温度 —— 应和体温差不多。
- 为了卫生，不要用手腕碰奶嘴。

◆ 喂奶

喂奶时，让宝宝紧紧靠在你怀里，贴着乳房。这样宝宝就会觉得温暖，受到了呵护，双方都会感觉愉悦。

- 宝宝身体要挺直，呈45度角平躺。不要让宝宝坐起来 —— 45度不是坐着的体位。
- 为了稳定、舒服，手放在奶嘴下方握住奶瓶。
- 一定要把奶嘴放到宝宝舌头上，而不是舌头下。
- 奶嘴尽量塞到宝宝嘴里 —— 而不仅仅是顶端。

吃一瓶奶大概要20分钟。但是，每个宝宝都与众不同，可以把每次喂奶分成两到三次。比如，你的喂奶节奏可以是：

- 吃完一整瓶、打奶嗝、换尿布。
- 吃半瓶、换尿布、打奶嗝、再吃后半瓶、打奶嗝。
- 吃三分之一瓶、打奶嗝、再吃三分之一瓶、换尿布、打奶嗝、吃最后三分之一瓶、打奶嗝。

◆ 是否要喂满瓶奶

一般来说，吃奶粉的宝宝不需要吃整瓶整瓶的奶，但是，这要看宝宝的吃奶方式。如果宝宝一次只吃一点儿，看起来很饿，或者睡不好，那么宝宝睡觉前15分钟最好吃一满瓶奶。

为了避免边吃边睡，要先吃奶，再包襁褓，然后再把宝宝放到床上 —— 即吃奶、襁褓、睡眠，或叫作FSS。对于没有襁褓的宝宝，还可以选择其他活动，打破边吃边睡的坏习惯。

对于在襁褓里吃奶的宝宝，最好吃完奶后打开襁褓，然后睡觉前再包上襁褓。

○ 如何消毒

每次使用完喂奶设备后都要好好消毒，杀死细菌，这一点至关重要。不注意卫生会引发肠胃问题。

◆ 预消毒

- 喂奶后，用冷水清洗奶瓶、奶嘴和盖子，直立放到排水板上或塑料盒里。
- 拧开瓶子，从盖子上取下奶嘴。用瓶刷和热肥皂水彻底清洗。洗奶嘴时，一定要把肥皂水从奶嘴中挤出来。
- 用流动的热水好好清洗。洗奶嘴时，一定要把干净的流动水从奶嘴中挤出来。
- 把整套物品放入消毒器，开口面朝下。

◆ 传统消毒方法

开水煮沸法最古老，也最有效。最好用专用的大锅，把奶瓶、奶嘴和盖子泡入水中，盖上锅盖，高温煮沸5～10分钟。水要加够，使奶瓶完全浸入水中，以免瓶里产生气泡。关火后自然冷却。设备经过煮沸。

◆ 电动消毒器 —— 我个人的选择

电动消毒器可能比较笨重，比较占地方。要是空间有限，可以用微波蒸汽消毒器。使用前一定要仔细阅读说明书。

◆ 旅游时

有些国家可以买到便携式蒸汽消毒器，一般可以为两个奶瓶消毒。旅游时，微波蒸汽消毒袋也很方便。消毒袋可以重复使用，请仔细阅读制造商的说明书。

◆ 洗碗机

如果在洗碗机里消毒，一定要先清洗碗碟。把奶瓶放到最上层架子上面。一些较新的洗碗机有专门的奶瓶卫生或消毒功能。

◆ 化学制剂

这纯粹是个人选择，但是我不喜欢用化学制剂来消毒奶瓶。

○ 人工喂奶的其他设备

◆ **洗碗机的专用容器**

洗碗机里完全有必要配备一定的容器，"专物专用"来消毒人工喂奶设备。否则，奶瓶盖子、奶嘴和旋转盖就会散得到处都是，水也沥不干。

◆ **沥干架**

从消毒器、洗碗机或锅里拿出奶瓶后，如果想风干，就用这种设备。

◆ **奶粉盒**

另一种有用的小配件则是盛配方奶粉用的容器，可以分成小份量盛入，每次喂奶用一份。旅游或外出时特别有用。

◆ 温奶器

不是必需品，我很少使用。我发现，要加热奶瓶，用壶煮沸更快也更有效，我觉得配方奶粉吃的时候最好是室温。

○ 奶嘴的卫生

奶嘴要保持干净，这可以避免宝宝生口疮。

- 每次使用后都要清洗并消毒奶嘴。
- 用两套或两套以上的配件替换，这样每次使用后就可以及时清洗和消毒。
- 最好把干净的奶嘴放到干净的容器里。
- 每6到8周更换一次奶嘴 —— 检查奶嘴，挤出气泡，如果有损坏，就需要更换。
- 不要用自己的口水清洗奶嘴。
- 不要在奶嘴上涂任何东西，比如蜂蜜。

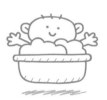

胀气和回吐

胀气和回吐对小宝宝来说很常见，因为他们的消化系统仍在发育。

很多宝宝吃奶后会打嗝、咳嗽、喷奶、溢奶、呕吐、卡住、回流和回吐。这都是小问题 —— 如果宝宝体重一直在增加，或者很满足，就不需要担心。

○ 正常溢奶

一天内会多次吐奶溢奶，这很正常，宝宝可能会呕吐一次或两次，然后既幸福又满足。（溢出的奶闻起来很像牛奶，呕吐物会有很大的腐臭味。）奶一吃下去，就会溢出一点点，或者半消化后溢出，有点腐坏味道。有时会从口鼻处突然喷出。

溢奶对母乳喂养和奶粉喂养的宝宝都有影响，等宝宝长大，消化系统更加完善时会有所改善。有些宝宝出生后就会出现溢奶，也有些可能三个月时还没有溢奶。有些宝宝会原因不明频繁呕吐、突然呕吐，然后突然停止。

有些宝宝正常溢奶的状况会延续到学步的年龄。对父母来说，这很让人着急。但对宝宝无害，所以没关系。

○ 不正常溢奶

不正常溢奶用术语表达就是"回吐"，宝宝"遭遇"胃食道反流，又称为胃食管反流。这是医学术语，指胃酸和奶向上从胃流入食道和嘴里。

小宝宝隔开胃和食道的括约肌比较无力，没有消化的食物很容易向上流出。宝宝慢慢长大，这一块肌肉变紧，回吐就不太常见了。回吐无法预知，有时情况会比较好。回吐的宝宝会有烧心的症状，会让宝宝不适、疼痛。这些症状和正常溢奶类似，但疼痛非常明显。

其他症状包括：

- 口鼻频繁或反复溢奶。
- 吃奶效率不高，常松口，身体弯曲成弓。
- 喂奶时窒息或呛住。
- 喂奶时大哭。
- 反复呼吸道感染和咳嗽。
- 体重增加不明显。
- 睡眠模式糟糕，比如白天经常打盹，夜间常常醒来（但有些在夜里睡眠很好）。

○ 无声回吐

由于症状不明显，宝宝无声回吐很难察觉。因此，这种病症很难诊断，有时会误诊。没有消化的奶上升，会灼伤宝宝的食道，然后再次悄无声息地回到胃里。

可以观察到的迹象包括耳朵和鼻窦频繁发炎、长期声音沙哑（常伴有喉咙疼痛，但不是发炎）、呕吐、窒息及不良睡眠习惯，频频惊醒。

○ 肠绞痛

肠绞痛是一个医学术语，会让宝宝频频大哭而无任何征兆 —— 这些宝宝看起来很健康、吃得香睡得好。这种情况很常见，但很难理解，五分之一的宝宝都会受到肠绞痛的影响。

肠绞痛一般与长期哇哇大哭有关，常发生于傍晚或晚上，会持续好几个小时。肠绞痛时宝宝会紧握拳头，身体蜷起或弯腰弓背。

专家对引发肠绞痛的原因各有说辞，但它通常和宝宝肠内气体的堆积有关，肠绞痛宝宝通常都没好好打奶嗝。我认为压力也是一个主要因素。

并没有明显的证据表明肠绞痛会长期影响宝宝的健康。

○ 回吐和肠绞痛有什么区别

回吐和肠绞痛非常相似，两者很难区别。十年前，肠绞痛还需要全面诊断才能确诊，主要原因是其症状无法说明，"宝宝很不安，吃奶和睡眠出现问题"的症状不够充分。现在我们更多讨论的是回吐，不过肠绞痛仍然存在。

根据我的经验，回吐的症状主要发生在上消化道 —— 食道和胃，而肠绞痛则主要影响的是下消化道 —— 小肠和大肠。怎么区别？很难，许多宝宝两种症状都有。

回吐和肠绞痛的宝宝通常会非常易怒、一直哭个不停、吃奶和睡眠困难。根据我的经验，没有过分挑剔的宝宝。这些宝宝是想要和你倾诉，重要的是寻求专业帮助，直到宝宝满意。

○ 怎么呵护回吐和肠绞痛的宝宝

专家对如何治疗回吐和肠绞痛意见不一。一些专业人士认为食物不耐症是主要病因，而有些专家则对此嗤之以鼻。

几十年来，我亲眼见证了全世界多位专业人士不同的处理方法，以下方法我觉得有用。但这些办法并不能完全消除回吐和肠绞痛，不过却可以缓解疼痛和不适，让大家都轻松些。

要记住，回吐和肠绞痛的宝宝需要更多呵护，需要你帮助他们度过这段消沉的时光。幸运的是，宝宝回吐和肠绞痛会随着年龄增长而自愈。

◆ 喂奶期间

- 确定喂奶是因为宝宝饿，而不是为了舒服。
- 确定宝宝吃奶期间真的吸到了奶。

◆ 母乳喂养

- 运用深抓技术（参看122页）。
- 一旦擒住乳房，就放低宝宝的臀部，保证喂奶时宝宝的头稍微抬高。
- 改变你的饮食习惯，至少持续72小时，不要吃以下任何一种食物 —— 牛奶、糖、小麦/麦麸。如果宝宝的症状仍没有改善，就可能是除以上这些食物外的食物不耐症。

根据我的经验，食物不耐症经常会引起回吐和肠绞痛。找到病因，禁食这些食物，宝宝会很高兴。

不要一次全部取消相关食物，你的目的只是找出哪种食物引发了不耐症。最好一次去掉一种。

这么做就需要认真查看所有标签，至少72小时百分百禁食这些食物。（你不能置之不理，或作出类似行为。）

一般说来，一种食物就会造成这样的结果。

尝试以下方法：

- 至少72小时不食用奶制品。
- 如果没有效果，重新开始吃奶制品，禁食含有麦麸/小麦的食物。
- 如果仍然没有效果，重新开始吃含有麦麸/小麦的食物，禁食含糖的食物。

◆ **奶粉喂养**

- 吃奶时周围要安静。
- 吃奶时一定要让宝宝觉得舒服。
- 抱着宝宝喂奶时，要让宝宝能伸展四肢，宝宝的胃部没有受到挤压和限制。
- 检测奶嘴的大小，让出奶量适合自己的宝宝。
- 尝试无乳糖配方奶粉。
- 尝试特别水解或水解配方奶粉。
- 溶解奶粉时，轻摇但不要用力摇晃。

一些专家建议喂奶后，让回吐和肠绞痛的宝宝站一会儿，但这并不一定有用，特别是它会蚕食睡眠时间或大孩子宝贵的娱乐时间。我认为回吐和肠绞痛的宝宝要尽可能多睡，过度疲劳的宝宝会更难入睡。我前面提到的全抱式喂奶可以让宝宝站直身体，同时打打瞌睡。

◆ **其他时候**

- 从摇篮或小床上抬起宝宝的头部，可能有利于回吐和肠绞痛。

- 如果要把回吐或腹绞痛的宝宝从摇篮或小床上抱起，那么要检查宝宝穿的T形安全睡衣 —— 可以有效防止宝宝在睡着时乱动，滑到摇篮或小床底，进而腿可能卡到栏杆里。但是，这种睡衣不会限制宝宝翻来翻去。
- 不要让宝宝长时间站立 —— 包括长时间站在车座上 —— 否则会给宝宝的肚子增加压力，让宝宝更不舒服。
- 不要摇来晃去 —— 回吐和肠绞痛的宝宝不喜欢动来动去。

根据我的经验，静静地抱起肠绞痛的宝宝，宝宝的反应最好，尽量减少移动、噪声，不要分散注意力。家里繁忙时可能很难做到，不过要尽你所能。

◆ 安抚奶嘴

奶嘴简直就是上天赐给回吐宝宝的礼物，能让宝宝更舒服。我的座右铭：哭越少越好。研究表明吮吸安抚奶嘴可以增加碱性唾液分泌，有助于中和涌起的胃酸。

◆ 辅助疗法和宝宝

宝宝对辅助疗法反应很好，可能是因为宝宝的系统接纳性很强。最好让别人推荐，找一位有经验的治疗师。

- 辅助疗法 —— 肠绞痛和回吐的顺势疗法可以帮到宝宝。建议母乳喂养的妈妈和宝宝吃点儿益生菌，吃奶粉的宝宝也可以吃益生菌。找一种可以缓解绞痛和肿胀的益生菌。
- 头部按摩整骨疗法 —— 头部按摩对宝宝来说，是一种轻柔无创的疗法，能产生很好的疗效。
- 针灸现在比较流行，会有惊人的效果。

治疗回吐和肠绞痛需要大家都参与。以下暗示有一定效果：

- 提醒自己一切都会过去的。

- 尽量保持平静。

- 尽量多休息。

- 让生活更简单。

- 多和有相关经验的父母交流，会有所帮助。

- 不要拒绝别人的帮忙。

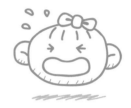

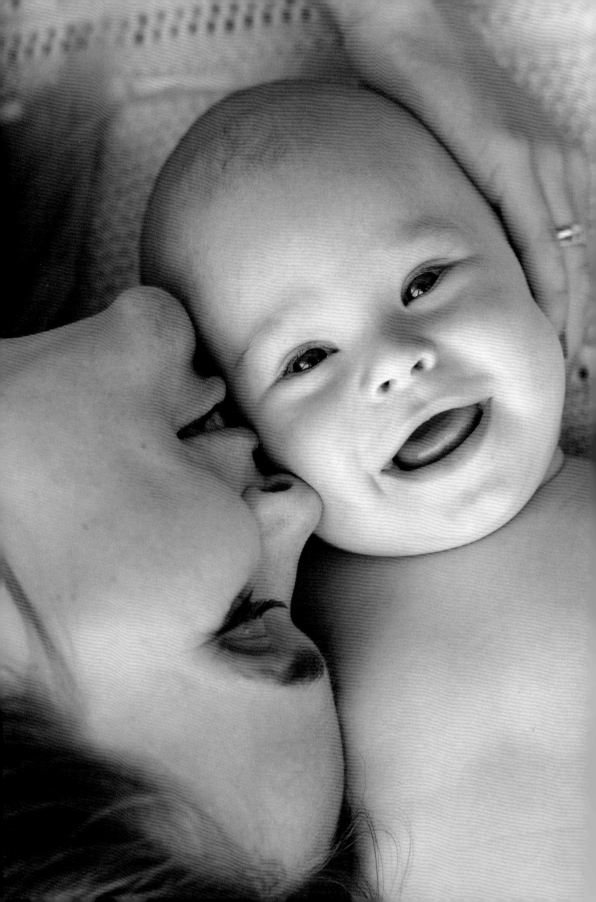

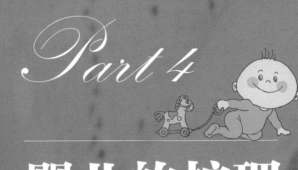

Part 4

婴儿的护理
常识

日常护理

○ 黄疸

新生儿黄疸很常见，特别是刚出生后几周。

黄疸说明宝宝的血液胆红素过高。胆红素指红细胞被肝脏分解后产生的黄色物质。新生儿黄疸水平通常积累得比较快，主要是因为肝脏分泌物不能传送到身体各处。不过，宝宝大概2周大的时候，肝脏功能更强了，能更好地处理胆红素，黄疸就会自然消失。

新生儿黄疸的症状包括：

- 皮肤发黄。

- 眼白发黄。

- 手掌和足心发黄。

- 尿液发黄发黑。

- 大便发白。

- 无精打采或很难清醒。

- 哭声尖锐。

- 体温高。

皮肤发黄通常从宝宝的脸开始，然后向下延伸到胸部、胃部、胳膊，最后是腿。眼白发黄也很常见。

肤色深的宝宝皮肤颜色的变化可能很难察觉。这时要检查眼白、足心、掌心和嘴巴里面，看是不是发黄。

黄疸水平通常在出生后3到7天达到最高峰。

新生儿出生后72小时内每天都要检查黄疸的情况；但是如果宝宝过了这段时间黄疸症状继续加重，请咨询医生。虽然黄疸一般不需要担心，但一定要确定宝宝是否需要治疗。

早产儿更容易得黄疸，黄疸5到7天会显现，要1到2个月才消除。

◆ 黄疸的治疗

如果宝宝有黄疸，首先要让医生检查宝宝血液中胆红素的水平，然后决定宝宝是否需要治疗。验血需要的量很少，通常从脚踝处取血。有时也可以验尿。

有时黄疸需要光疗来更快清除，只要把宝宝放到蓝光下即可。不过宝宝要戴上眼罩，取下身上的尿布，不穿衣服接受光疗。

○ 换尿布

- 最好专门腾出地方，给宝宝换尿布。要是家里是两层楼，每一层都可以准备个台子。
- 把东西都放到篮子或容器里，方便随时拿取。
- 有些父母觉得在床上给宝宝换尿布很方便。

◆ 换衣桌（尿布台）

我最喜欢的换衣桌最好有三个抽屉，可以盛放必需品，比如：

- 护臀霜。
- 口水巾、围嘴。
- 梳子、剪刀、温度计、棉片。

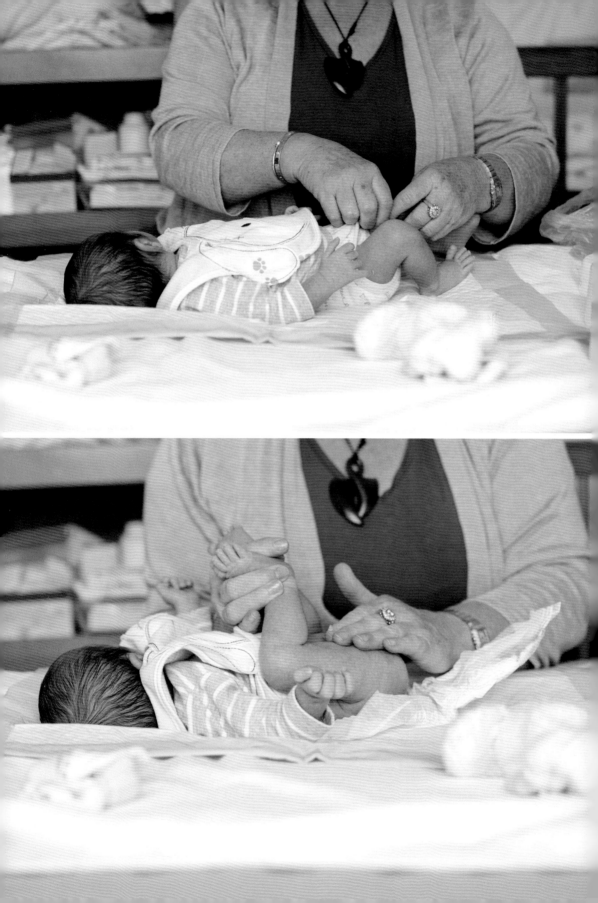

建议使用一次性换垫来保护桌面。

你也可以用可水洗的桌布。

有些父母更喜欢在床上换尿布，而不是换衣桌，他们觉得床上更安全 —— 看看哪种最适合你。

◆ 定位

我建议换尿布时家长站在宝宝身侧。我觉得这种方法更能呵护宝宝，能进行密切的眼神交流，随宝宝慢慢长大，越来越灵活的小腿儿也不容易踢到你。

◆ 你可能需要的东西

- 换衣桌或换垫。
- 尿布 —— 一次性或布质尿布。
- 垃圾桶 —— 扔一次性尿布。
- 小桶 —— 放布质尿布。
- 大块棉片或湿巾。
- 纸巾、干布或布块，用来擦干宝宝的屁屁。
- 护臀霜。
- 装水的瓶子或小碗。

◆ 换尿布的步骤

- 千万不要把宝宝毫无安全保护地放在高处，几秒钟都不行。宝宝很容易会滚下去。
- 东西都放在触手可及的地方：尿布（布质和一次性的都行）、干布或水、要换的衣服、护臀霜。
- 把宝宝放到垫子上。如果用换衣桌或较高的工具，你的身体一定

要紧贴台面 —— 不要留空隙 —— 不要走开，视线不要离开宝宝。处理尿布前，一只手要放到宝宝肚皮上。

- 取下宝宝的尿布，如果是一次性纸尿布，取下胶带，不要粘在宝宝的皮肤上。拉下尿布前片，但不要全部取下。把前片塞到宝宝屁屁下面，盖住弄脏的尿布。

- 用一碗温水打湿一块干布（每次擦拭都要换一块 —— 擦大便也不要重复打湿使用）。

- 从宝宝的一侧开始，轻轻擦拭宝宝的腹股沟和屁屁，从前到后 —— 不要用力，否则会让皮肤变红发痛。

- 另一侧重复上面的动作 —— 一侧用一块。

- 从中间开始清洗，然后是臀部和肛门。

- 用干布、纸巾或布块拍干（不是擦干）宝宝的屁屁（褶皱处一定也要弄干），清洗顺序同上。

- 脏布和弄脏的尿布放一块儿，也可以扔到尿布袋子或直接扔垃圾桶。

- 打开新尿布。

- 轻轻抬起宝宝的屁屁，取下脏尿布 —— 抓住宝宝的脚踝会比较方便，这样就可以完全抬起宝宝的屁屁 —— 更换新的尿布。

- 把宝宝放到新尿布上。

- 给宝宝用护臀霜。

- 卷起脏尿布，贴好胶带，准备扔掉。如果宝宝大便，把要扔掉的尿布放到熏香尿布袋里（用熏香袋可以中和尿布的臭味）。如果不是大便，可以直接扔到垃圾桶里，如果是布尿布，就扔到尿布桶里，好好清洗衬垫。

- 男宝宝的小鸡鸡一定要朝下，以免宝宝朝上撒尿，弄湿衣服。

- 处理一次性纸尿布时用胶带固定，黏胶不要接触宝宝的皮肤，要完全附在尿布上。

- 两侧都要固定。尿布不要过松，腿部周围的褶皱一定要开口朝外，避免漏尿（如果有专门要求的话）。
- 有些一次性尿布上有凹槽，可以保护脐带。当然，你也可以把尿布向下折，不用挡住脐带。
- 用水洗手或用洁手啫喱。

○ 宝宝多久大便一次

有些宝宝每次吃奶时都会大便，有些母乳宝宝也可能会10天才大便一次。只要宝宝高兴、小便正常、体重正常增加，一切都没问题。

○ 护肤

新生的宝宝皮肤非常敏感。
- 挑选最天然的护肤产品，不要用带香味的。如果一定要使用护肤品，务必要选择最天然的。
- 洗澡时，不要把宝宝长时间泡在水里，那会让宝宝皮肤变干。
- 轻轻拍干，而不要擦干，脖子下面、耳后、膝盖后面的褶皱处一定要保持干燥。

○ 处理大便

清洗宝宝的屁屁后，轻轻拍干（不要摩擦皮肤），一定要弄干所有的褶皱处。皮肤干了后，涂抹凡士林，防止胎便粘在皮肤上。

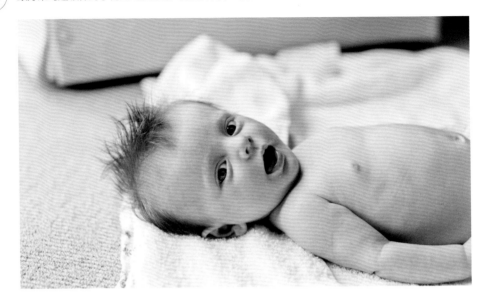

○ 口疮

口疮是白色念珠菌引发的。这属于宝宝的常见病，一般无害，很容易治疗。要是你觉得宝宝得了口疮：

- 宝宝可能吃得不好。
- 喂奶前检查宝宝的口腔，看宝宝舌头上或面颊内侧是否有白点或小块 —— 看起来像凝乳，但一般很难擦掉。
- 如果是母乳喂养，你的乳头会发痒、发红或红肿。
- 为了你和宝宝，请医生治疗。

○ 给宝宝洗澡

给宝宝洗澡只需要几分钟 —— 实际上，脱衣服、擦干身体、穿衣服比洗澡更花时间。泡水时间过长会让宝宝娇嫩的肌肤干燥。

宝宝长大些可以花更多时间洗澡，那时宝宝会很喜欢边洗澡边玩。

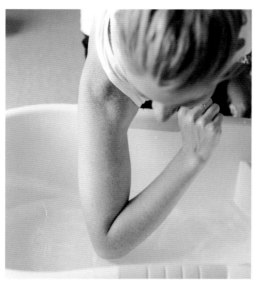
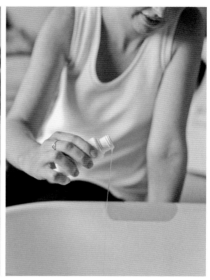

◆ 准备好衣服

洗澡之前，在换衣桌上或床上放一块毛巾，做好一切准备。从下到上，衣服按照穿的顺序放好，外衣在最下面，最上面则是内衣。

◆ 放水

水不要太深，这样才方便。5到8厘米就够了，让你和宝宝慢慢适应。宝宝不需要全身都浸入水中，但是有些宝宝更喜欢水深些，试试哪个高度最舒服。

水温不能太烫或太凉。最好是36～38℃。让宝宝来主导 —— 有些宝宝喜欢水热一点。

记住，浴缸大、水少会让水很快变凉。如果冷水和热水都是从一个龙头流出，先放热水，然后加冷水来调温。

用手好好搅拌，用手肘能更好测水温。手对温度没那么敏感。

你也可以加点橄榄油，以防止宝宝皮肤干燥。一点一点地加到水里，就像给沙拉加橄榄油。（小心，油可能会让宝宝滑倒。）

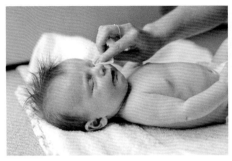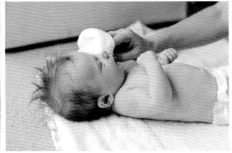

准备好浴液、洗发露、海绵或布块，外加一两块布，以及2块到4块棉片来清洗宝宝的脸和眼睛。记住，宝宝不需要泡浴产品 —— 也可以由个人决定。

在地板上放一块浴室防滑垫。

◆ 洗澡前

放水时可以把宝宝放在身边地板上，地板上铺一块毛巾。这样宝宝可以随便伸伸胳膊踢踢腿。天热时，可以先给宝宝脱衣服，天冷时，洗澡前都不要脱衣服。

- 进浴缸前先清洗宝宝的脸和眼睛。
- 用流动的水打湿两块棉片，轻轻擦拭宝宝的眼睛，每只眼睛用一片。从内向外擦拭。
- 用一块棉片从宝宝前额中间向下擦拭，绕着脸侧、下巴和鼻子。
- 按照同一顺序，用浴巾轻轻擦干眼睛和脸。

◆ 浴缸里

- 用胳膊抱起宝宝，手腕托起宝宝的头，前臂支起宝宝身体，另一个手托起宝宝的屁股。
- 手呈勺子状，把一只胳膊放到宝宝脖子下方和肩膀处，让宝宝的头靠在你手腕/前臂下半部，另一只手放在宝宝下身，托起宝宝的

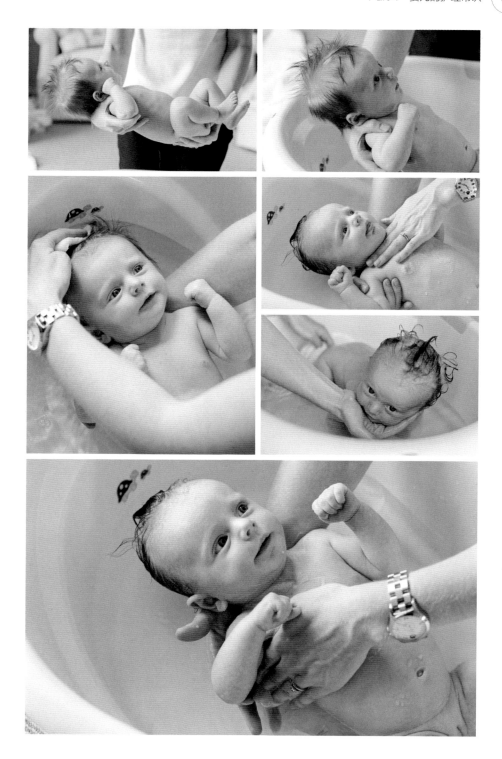

屁股。（用手托宝宝屁股，是因为把宝宝放到水里时，你的手会先接触水 —— 这样就可以预先知道水温是否合适。）

- 如果宝宝洗澡时哭个不停，就在宝宝肚皮上搭一块湿布。

- 用海绵或湿布彻底弄湿宝宝的头发和头皮。挤少量洗发水到手里（不要让瓶子直接接触宝宝的头），轻轻按摩头皮，特别是囟门区域。

- 记住头皮也要清洗，不仅仅是头发。

- 用海绵和布彻底冲洗，包括头皮和头发。

- 用天然香皂（可选）清洗脖子下面、腋窝和屁股，然后好好冲洗。

- 如果水不深，就给宝宝翻身，肚皮朝下，一定要用手托起宝宝的下巴，清洗宝宝屁股的褶皱处（水深时不建议），然后再翻身平躺。

- 把宝宝抱出浴缸，放到毛巾上。

◆ 拍干

- 如果宝宝脸湿，就再擦一下。

- 用毛巾擦干头发，轻柔且稳定地按揉头皮，特别是囟门区域。然后，拍干（不是擦干）脖子、耳后，耳朵朝向你，拍干头皮和耳朵之间的皮肤。

- 用手托起宝宝的下巴，向后稍稍抬起脑袋，这样就能用毛巾好好

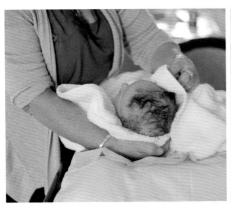
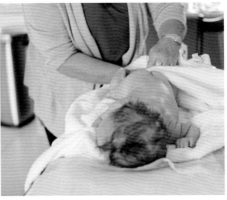

弄干脖子前面的褶皱。

- 抬起胳膊，拍干褶皱内层。
- 为宝宝翻身，肚皮朝下，拍干脖子后面、屁股褶皱和膝盖褶皱。
- 拍干屁股的时候，一定不要忘了腹股沟里面和生殖器下面。
- 拍干身体，而不是擦干。宝宝的皮肤非常敏感，不需要去死皮。
- 再次给宝宝翻身，平躺，拍干手掌，检查脚趾和手指里是否有毛屑。这时要一直和宝宝说话，安慰宝宝，告诉宝宝自己正在做什么，下一步做什么。

○ 给宝宝穿衣服

为了不让宝宝乱撒尿，我建议先穿上尿布。但是，也可以先穿连体衣，然后再用尿布。

◆ 连体衣

- 扣子全部解开。
- 双手一起，尽量打开衣服领子，衣服卷起成团，呈环形。
- 用宝宝的下巴钩住衣服前面，然后抬起，让衣服后面套上宝宝头

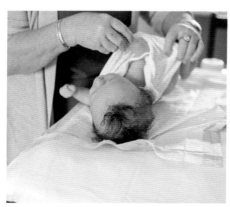
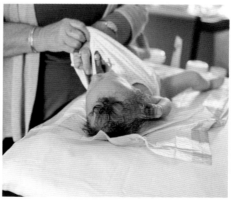

部，小心不要让衣服盖在宝宝脸上。

- 把袖子卷到自己手上，从手腕开始，然后用另一只手拉起宝宝的手，套上卷起的袖子，直到碰到自己的另一个手。要抓住宝宝的手，直到袖子完全穿上，一定要套在自己手上，好保护宝宝的手指，穿过长长的袖子时才不会受伤。
- 另一侧也一样。
- 轻轻托起宝宝的身体，把衣服从宝宝背部向下拉 —— 抓住宝宝的脚踝，完全抬起宝宝会更简单。
- 扣上扣子。

◆ 外衣

婴儿连体衣/睡衣 —— 带脚套和扣子

有两种方法穿连体衣：

1. 解开所有扣子，连体衣平放到桌面上。把宝宝放到连体衣上。

    卷起袖子，套在自己手上，从手腕开始，然后用另一只手拉起宝宝的手，套上卷起的袖子，直到碰到自己的另一个手。要抓住宝宝的手，直到袖子完全穿上，一定要套在自己手上，好保护宝宝的手指，穿过长长的袖子时才不会受伤。

    一只脚先伸到连体衣的密封脚套里。

    扣上扣子 —— 我觉得从脚向上开始扣会更容易。

    另一侧也一样。

2. 解开上面三颗或四颗扣子（要看宝宝的个头）。

    把宝宝放到桌面上。

    衣服卷起成团，卷起裤腿，向上拉，套上宝宝的腿，就和穿袜子一样。另一条腿也一样。

松开上面的裤腿 —— 你不用抬起宝宝。

卷起袖子，套在自己手上（从手腕开始），然后用另一只手拉起宝宝的手，套上卷起的袖子，直到碰到自己的另一个手。要抓住宝宝的手，直到袖子完全穿上，一定要套在自己手上，好保护宝宝的手指，穿过长长的袖子时不会受伤。

扣上扣子。

◆ 睡衣

- 解开所有扣子（如果有的话）。
- 双手一起，尽量打开衣服领子，衣服卷起成团，呈环形。
- 用宝宝的下巴钩住衣服前面，然后抬起，让衣服后面套上宝宝头部，小心不要让衣服盖在宝宝脸上。
- 卷起袖子，套在自己手上，从手腕开始，然后用另一只手拉起宝宝的手，套上卷起的袖子，直到碰到自己的另一个手。要抓住宝宝的手，直到袖子完全穿上，一定要套在自己手上，好保护宝宝的手指，穿过长长的袖子时不会受伤。
- 另一侧也一样。
- 轻轻托起宝宝的身体，把衣服从宝宝背部向下拉 —— 抓住宝宝的脚踝，用另一只手完全抬起宝宝会更简单，这样可以直接拉好睡衣。
- 扣上扣子（如果有的话）。

○ 泪管堵塞或眼睛黏糊

眼睛黏糊对新生儿来说很常见，通常是因为泪管堵塞造成的。纤细的泪管会将泪水从眼睛排入鼻腔。

有时，刚出生的宝宝泪管没有完全打开，也可能是泪管堵塞，或随后发生堵塞。

眼睛黏糊无法预防，多数情况下，6到12个月的时候会自然痊愈。可以在家里治疗，用母乳、生理盐水或煮过的水清洗眼睛就行。

◆ 按摩

泪管堵塞，可以在鼻子内侧眼角处摸到硬块。用一块棉片或干净的指尖轻轻上下按摩，也可以从眼角向内按摩。最好经常按摩 —— 我建议每次换尿布或抱起宝宝时都按摩。

◆ 生理盐水

在消过毒的容器里放入半茶匙盐，倒入一杯沸水搅拌，冷却成温生理盐水。把一块干净的棉片浸入生理盐水，从内向外擦拭眼睛。扔掉用过的棉片，用干净的棉片再擦一次。白天时要常擦，比如，可以和换尿布一起。

每24～48小时换一次盐水。

◆ 母乳

母乳含有天然抗体，可以当生理盐水用。

○ 清洗头痂

头痂是指宝宝头皮上黄黄、油油的鳞片状小痂。头痂也会出现在眉毛、前额和耳后。

最初两个月的宝宝会患头痂，也可能会持续一段时间。头痂的病因不明，但有些医学专家认为它与皮脂腺过度分泌有关。头皮屑堆积起来不清理的话，就会引发头痂，有时还会造成掉发。

定期清洗，刺激头皮，让头皮干净清爽很重要。这有助于减少头皮屑堆积。常用凡士林或椰子油，每晚清洗宝宝头发，这种治疗方法很有效。大量使用凡士林，彻底按摩头皮。停留20分钟，然后轻轻按摩。头皮屑会开始脱落。注意不要太用力。

整个白天都可以多次使用凡士林，并重复以上步骤。尤其换尿布的时候很合适。

晚上的时候，用柔和的婴儿洗发水清洗宝宝头发。用海绵或布彻底弄湿头发和头皮。洗发水用量要少，用指尖轻轻按摩头皮，特别是囟门区域。一定要把洗发水倒入手中，不要直接倒在宝宝头发或头皮上。用布或海绵好好清洗头皮和头发。用柔软的浴巾擦干头发，一定也要擦干头皮。然后，用梳子打圈梳理头皮，帮助头痂脱落。

以上治疗方法在24小时内并不能完全治愈最糟糕的头痂，但会有改善。头痂完全治愈可能需要10天。有时，数天或数周后还会复发，所以要仔细检查是否有发红或干燥的头皮。

前额和眉毛也可以用同样的方法处理。一定要拍干耳朵和头皮间的皮肤，等这块皮肤干燥后才能用凡士林。

不要用蛮力弄掉头痂，这会让宝宝哇哇大哭，也可能会引发炎症。

另外，还可以用软刷挑起头痂，打圈按摩头皮。

○ 指甲护理

- 剪掉并修理宝宝的长指甲，可以防止宝宝抓伤自己。宝宝的指甲可能非常软，也可能非常尖利。
- 护理指甲时光线要充足。

- 最初几周，最好用指甲锉修理指甲，如果指甲很软并开始剥落，你不妨用牙齿咬。
- 要是用指甲剪或剪刀，按住手指，与指甲保持一段距离，要一直牢牢抓住宝宝的手。有时，其他人抓住宝宝会让你觉得更省事。
- 顺着宝宝的指甲弧度修剪。修脚趾甲时，直接剪掉即可。
- 万一剪破宝宝的皮肤，用冷水冲洗，用纸巾或干布包住伤口，用力按压止血。如果伤口感染，那么要咨询医生。
- 不要用创可贴，因为宝宝会用嘴咬，创可贴就很容易脱落，容易让宝宝窒息。

○ 在地板上玩耍

在地板上铺一张地毯或垫子。这样不仅能为宝宝提供一个干净的环境，还能给宝宝一个私人空间。作为父母，尊重宝宝很重要，要让宝宝拥有自己的空间，宝宝不一定总是想要玩具，也不一定总是想要人来陪。

从安全的距离看护宝宝，可以鼓励宝宝学会享受自我独立的空间，随着宝宝慢慢长大，这点会对宝宝很重要，它们会更加自信。

在宝宝面前放一块镜子，鼓励宝宝抬头。看到"镜子里的宝宝"，宝宝会非常着迷。同样，纸板书或乐器也可以达到同样效果。你坐到地板上和宝宝一起玩，宝宝抬头时，你也要看着宝宝，这对宝宝来说会很有趣。

记住，宝宝自己玩耍时，作为父母或护理人员，关键要传递鼓励，让宝宝自得其乐。

作为父母，尊重宝宝很重要，要让宝宝拥有自己的空间，宝宝不一定总是想要玩具，也不一定总是想要人来陪。

○ 肚皮时间

让宝宝肚皮朝下，趴在地板上玩耍，这样的"肚皮时间"对宝宝的发育非常重要。

- 有助于宝宝增强背部上方肌肉和颈部肌肉的力量。
- 教宝宝抬头、摇头晃脑。
- 引导宝宝爬。
- 对患有回吐和肠绞痛的宝宝很有帮助 —— 虽然会让宝宝稍微有点呕吐。
- 鼓励宝宝探索周围的环境，用不同的角度观察世界。

研究人员认为肚皮时间可以让宝宝改善情绪，就像成年人锻炼身体后精神状态也大大提升一样。肚皮时间也可以看作是一种对宝宝仰卧睡姿很有效的纠正练习，可以让宝宝睡得更香。

宝宝如果不喜欢俯卧，最好坚持到底，即使一次坚持几秒也行，直到宝宝完全适应。

坚持一段时间后，你会发现宝宝开始喜欢俯卧，渐渐喜欢经常在地板上玩耍。

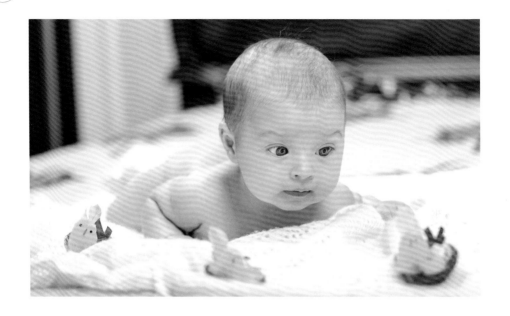

　　肚皮时间可以和宝宝洗澡的时间结合起来 —— 给宝宝翻身，俯卧在水里 —— 洗过澡之后，给宝宝穿衣服时也可以让宝宝俯卧，特别是连体衣背上有扣子时更是训练宝宝的最佳时间。让宝宝趴着就更容易解开背后的扣子，而用一只手支起宝宝，让宝宝坐直解扣则更难。

　　让宝宝打奶嗝，我最喜欢的体位就是趴着 —— 我喜欢让宝宝趴在膝头或肩上。对于打嗝困难的宝宝，可以让他们肚皮朝下趴在地板上，这样有助于排气。

○ 何时寻求医疗帮助

　　如果宝宝有以下症状，建议你立刻联系医生：

- 哭声虚弱、尖利且持续时间长。
- 抱起宝宝时，宝宝虚弱无力。
- 吃的奶比平时少很多，低于平时的三分之一。

- 尿量比平时少很多。

- 呕吐的液体呈绿色。

- 大便带血。

- 发烧达到38℃以上。

- 囟门（指宝宝头部软软的那一块）肿胀。

- 突然痉挛或惊厥。

- 脸色发青、长丘疹或苍白。

- 脖子僵硬。

- 呼吸有问题，比如呼气加快或呼吸时呼噜呼噜的。

- 身体上出现紫红色斑疹（这可能是脑膜炎的症状）。

一定要相信自己的直觉 —— 要是你觉得有问题，请立即就诊。

如何护理双胞胎

是啊，双胞胎就意味着双倍工作，但也会有双倍的欢乐和爱⋯⋯

多年来，我非常幸运，能和多位双胞胎父母和双胞胎宝宝一起走过不可思议的旅程。根据我的经验，旁人都不能代替多胞胎父母的角色，但以下这些建议可能会让你茅塞顿开，助你早日进入角色。

首先，我强烈建议在你周围建立一个相助的网络 —— 你的"小村子"，这很重要。

研究一下自己社区内提供哪些服务。有些社区有专门的双胞胎互助团体，由专业人士和双胞胎家庭组成。很多父母觉得，和其他双胞胎的父母交谈、分享经验很有趣，有一定帮助。

○ 新生儿重症监护室（NICU）

父母们觉得新生儿重症监护室很可怕，但是监护室里的护士都是"天使"，能在最初几天或最初几周帮你、引导你。一定要多提问题，不懂就问。NICU的员工都很乐意回答你的问题。

宝宝进了重症监护室，你也要尽量呵护宝宝 —— 抚触很重要，对此时的宝宝会大有助益。

你和伴侣的情绪可能会大起大落，犹如坐过山车，让人精疲力竭 —— 找机会静静站着，相互拥抱一会儿。

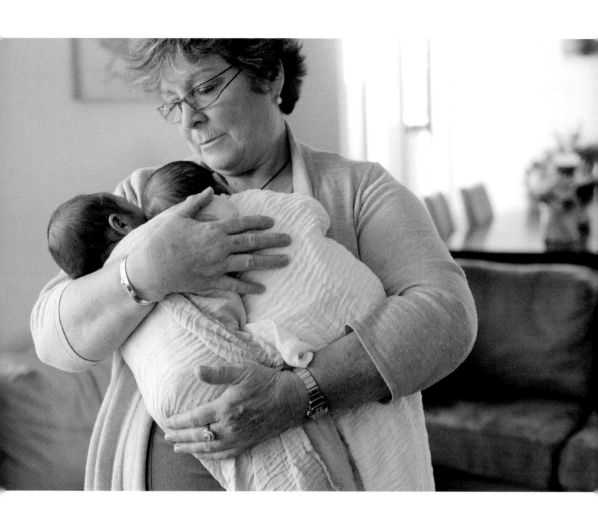

　　尽量多叫宝宝的名字，鼓励周围的人也这么做 —— 大家称呼宝宝时不叫名字，容易让人情绪低落。

　　最难的是每晚把宝宝独自留在NICU自己回家。真的很难。

　　有些父母家里还有孩子，合理分配在家和在医院的时间很具挑战性。

　　这时，把你周围的人聚集起来，寻求帮助 —— 你无法独自完成，而且你也不希望如此吧。

当离开医院返回家中时，真正的旅途才正式启程。

出院后，如果没有监视器，我建议买一个，要声音、图像和运动多功能为一体的监视器非常有用。

你的宝宝们很可能大小不同、吃奶方式不同、睡觉方法也不同。记住，宝宝都是独一无二的。

○ 给双胞胎喂奶

如何喂奶由你决定。有些双胞胎的父母喜欢一起喂奶，有些父母更喜欢一个一个喂，还有些父母则给宝宝喂奶粉。

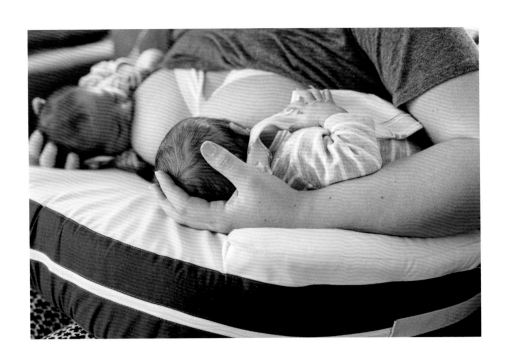

试验一下，看哪种最适合你和你家宝宝。

如果两个宝宝同时醒来，最好一起喂奶，打过奶嗝后，可以再分开喂奶。这样每个宝宝就会有一对一的时间。多胞胎的妈妈们最常说的是她们没有时间，无法专门一对一地陪宝宝。

当然，喂一个宝宝吃奶时，你也可以把另一个宝宝放到身旁，然后相互交换。通常我会把刚吃过奶的宝宝放到床上，肚皮朝下，让宝宝自己打奶嗝，同时喂另一个宝宝吃奶。

让宝宝打奶嗝，给宝宝换尿布，然后，如有必要，再给比较不安分的宝宝喂奶，让另一个宝宝在床上玩耍。然后再交换。

只要两个宝宝都吃完奶，就可以让他们上床睡觉，我会给宝宝包襁褓，放到童床上。在童床上，两个宝宝可以横着睡，也可以竖着睡，不过我比较喜欢让他们横着睡，这样宝宝会有更多空间。

○ 夜间喂奶

白天同时喂两个宝宝效果通常会不错，而夜间喂奶有时则需要多些手段。

有些妈妈喜欢在宝宝清醒时一个一个喂奶，还有些妈妈则会先喂一个清醒的宝宝，然后叫醒第二个，尽量同时给他们喂奶。选一个最适合你的。

一旦宝宝重新恢复出生时的体重，如果不是为了治病要叫醒宝宝，我建议晚上喂奶时要等宝宝自然清醒。

养双胞胎最困难的时刻是你没时间做其他任何事情，你与其他事情"绝缘"了这一点只有他们出生后你才能感受到。前几个月的时光飞逝，大多都是在喂奶和睡觉中度过的。

○ 你需要做哪些准备工作

出门购物前，研究一下有多少公司为双胞胎服务。

不要买多了。首先，你需要两个婴儿车座（全新或租用都可）和双人婴儿车。如果可能，建议最好买一个双人婴儿车和至少一个单人婴儿车，这样可以给你更多选择，让你有更多自由。比如，你可以把一个宝宝放到婴儿车里，另一个放到前置婴儿背带里，也可以让伴侣用单人婴儿车，你用婴儿背带，反之亦然。

◆ 摇篮

可以买两个摇篮，但不一定要买。有些家庭觉得这很花钱，不买也可以，特别是宝宝小的时候完全可以一起躺在童床里。要是你买的是二手设备，或者摇篮是借朋友的，那床垫最好买新的。

◆ 童床

前几周，一个童床就够了，但不久之后，你就会发现需要买第二张童床。

◆ 换衣桌

换衣桌不是必需品。但如果要买，就选个大点的桌子，这样两个宝宝还小的时候可以并排放在上面。

要是不买，我建议划定一块区域来代替换衣桌 —— 可以选地板或空床。

◆ 喂奶必需品

喂奶枕特别适合双胞胎，还要配上一把舒适的喂奶椅子。

◆ 尿布

双胞胎每周可能要耗费70到100片尿布 —— 相当于每天10到14片。

用布还是一次性尿布？要是不确定，两种都试试，看哪种你更喜欢。

◆ 婴儿湿巾

市场上有多种品牌的婴儿湿巾，试试不同品牌，看哪种适合自己。

◆ 尿布包

可以帮助有效处理和安置这些臭烘烘的、用过的尿布。

◆ 衣物多少才够

下面是双胞胎必需的尿布、衣服和寝具列表：

- 12套连体衣（连体婴儿装、带扣的连体衣）。
- 12套厚衣服或外衣 —— 要简单易脱穿。
- 14个襁褓。
- 24片打嗝用的布（老式的尿布）—— 这种布有很多用处。
- 12块围嘴（我建议用带扣的，因为魔术贴会粘住长点的头发）。
- 6块大小合适的婴儿床单（如果不用一张童床，可以准备更多）。
- 4块隔尿垫（可选）—— 我建议用一次性的，不用清洗。
- 4顶帽子 —— 由气候决定。

需要多少外衣，比如羊毛开衫之类由宝宝出生的季节决定。

○ 一定要注意卫生

为了你和宝宝的健康，为来客准备一瓶洁手啫喱，出门时也准备一瓶。家里一直都要备着，至于妈妈们，可以自己决定是水洗还是用啫喱清洁自己 —— 大多数妈妈两种都用。

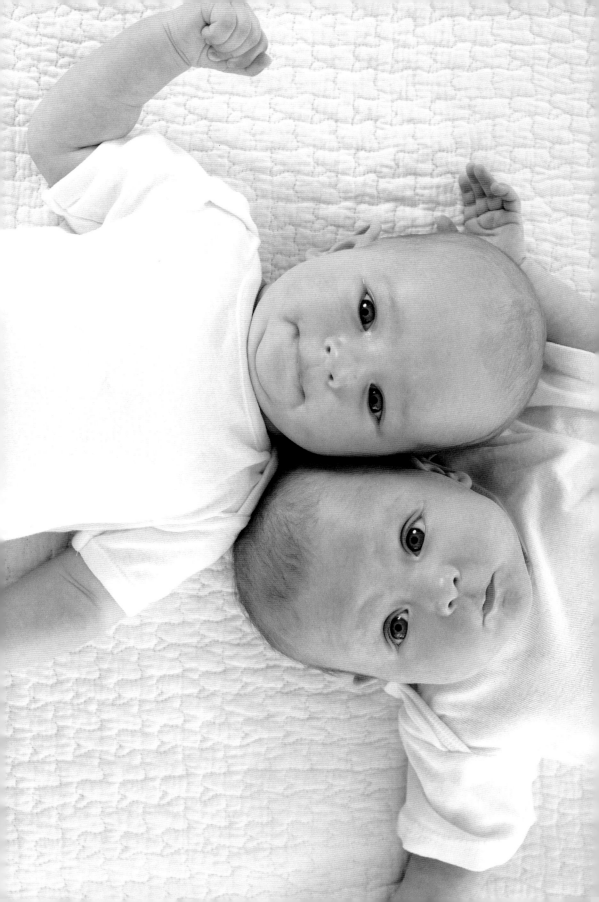

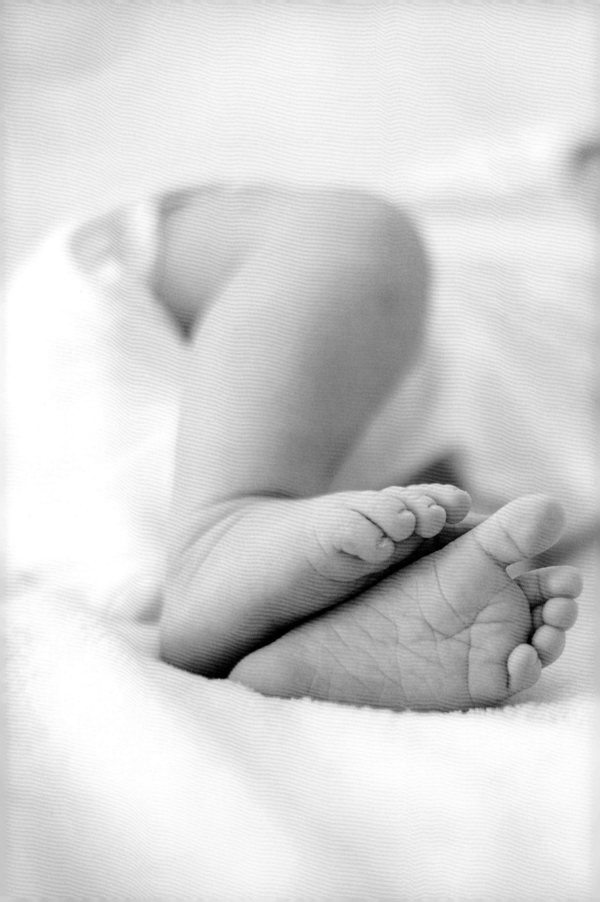

Part 5

育儿实用
信息

外出准备

○ 带宝宝到附近转转

外出不到4个小时，需要为宝宝准备：

- 额外一件T恤。
- 尿布垫和一次性尿布垫。
- 4片尿布。
- 2块棉布。
- 2个围嘴。
- 婴儿毛巾或干布。
- 便携纸巾。
- 加厚羊毛开衫。
- 安抚奶嘴（可选）。
- 如果无法母乳喂养，就带上一瓶配方奶粉。

为妈妈准备：

- 乳垫。
- 卫生巾。
- 大块棉布，喂奶时遮住你和宝宝。
- 洁手啫喱。

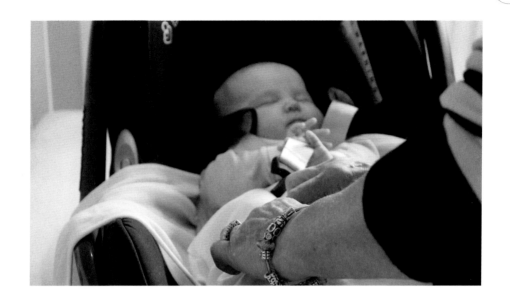

- 零食。
- 瓶装水。

○ 带宝宝坐飞机

算出全程旅游时间，然后加倍。比如，8小时的旅程要按16个小时准备。

长途旅行时，为宝宝准备两个随身包：一个妈咪包，另一个带轮子的包装其他东西。妈咪包不要装太多，带轮子的包里可以装一些备用尿布。

要用带拉链的包装东西，衣服也要带拉链。这样更容易过安检，漏奶时也更方便，能很快擦干净衣服上的污渍。

飞机上可能很热。重要的是不要让宝宝过热 —— 100%纯棉材质最方便宝宝身体呼吸。

旅游时，最方便的婴儿连体衣是前面带扣的连体衣，容易穿脱。

打奶嗝用的围兜和围嘴要多多准备，为它们腾地方很值得。

◆ 妈咪包

- 婴儿湿巾 —— 最好成包，带有密闭盖。
- 护臀霜 —— 万一飞行时有反应，就用一下。
- 10片尿布。
- 4块一次性尿布垫。
- 盐水鼻滴。
- 儿童退烧片或布洛芬。
- 安抚奶嘴。
- 4个围兜。
- 6个围嘴（可选）。

◆ 装入随身包的衣服

用三个拉链包分别装三套衣服：

- 1件棉质背心。
- 1件连体服，比如婴儿连体衣（带脚）—— 100%纯棉。
- 1件羊毛开衫。
- 1顶帽子。

另外，还可以加上：

- 2块大棉布。
- 1块棉质毯子，婴儿车/手推车用。

◆ 带轮包

- 洁手啫喱。

- 1包尿布 —— 按每24小时16片尿布的量来计算。
- 2包一次性尿布垫。
- 4大块棉布。
- 2块小棉毯。
- 6个打嗝用围兜。
- 安抚奶嘴。
- 6个围嘴（可选）。

◆ 婴儿背带/前带/吊带

可选。据我的经验，有婴儿背带更好，但我觉得婴儿车更实用。

◆ 飞机上

宝宝睡觉时用棉毯或毯子盖住。

◆ 穿过机场

婴儿车 —— 方便快捷，还可以挂较轻的包包（如果用婴儿车，要避免翻倒）。有些旅游童车还可以让宝宝平躺，非常适合长途旅游。

◆ 手袋

我不建议用手袋，因为手袋很碍事。背包里要专门能放钱包、电话、钥匙和化妆品。

妈妈是否回去工作

新妈妈是否要回去工作，这纯粹是个人选择。

当今社会，有些家庭里的新妈妈仍然出去工作，这很常见，这些妈妈是主要经济来源。

但据我的经验，回去工作通常会产生一定的负罪感，许多女性回去工作后会更珍惜难得的亲子时间，能更好地充当妈妈的角色。

做适合自己的工作，不要太在意其他人的意见。你没必要取悦所有人。一旦了解了自己的工作职责，你就可以开始考虑托管宝宝。

宝宝的托管

找个能帮你的人，你不在的时候能帮你看孩子。

确定自己的需求，弄清楚托管人能在家里帮你做什么。

如果需要资格认证，要了解哪些资格认证最能满足你的需要。尽管各国对托管的职责描述各不相同，但大都可归入以下种类：

- 产后护理人员/母婴护理。
- 月嫂。
- 专业护理。
- 管家。
- 家庭保姆。
- 临时保姆。

○ 产后护理人员/母婴护理

这些人员都有资格认证，可以产后立刻请他们帮你，一般雇佣时间都不长，主要是全方位地指导并帮助你和伴侣照顾宝宝。这类人员最需要的品质包括良好的交流技巧，丰富的卫生知识，有条理且尊重你的家庭和亲人。

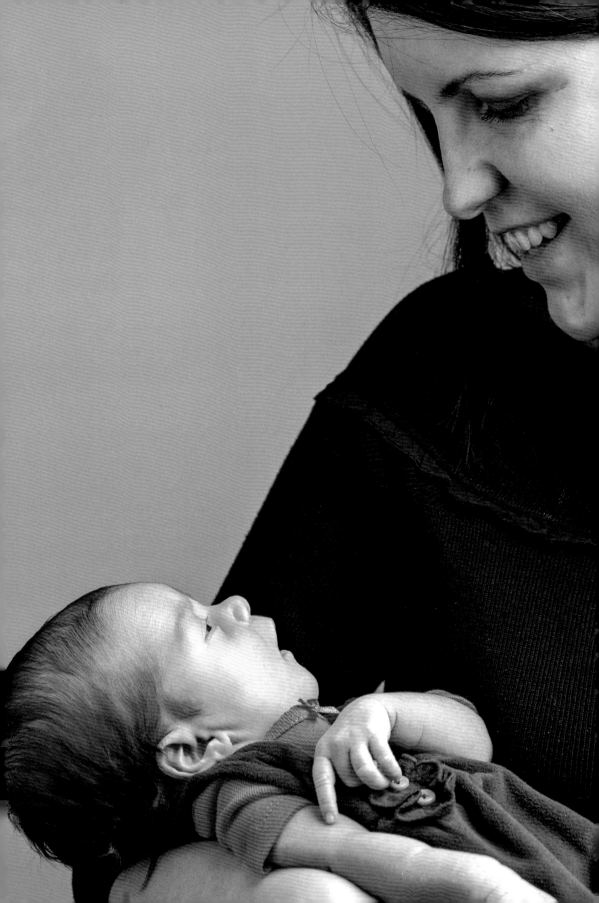

○ 月嫂

这类人可以是有相关经验的专业护士，也可以是有一手经验和婴儿护理知识的非专业人士。产后可以立刻雇佣月嫂，一般时间都不长，可以帮你和伴侣照顾宝宝。

○ 专业护理

这些护理人员有职业认证和经验。他们可以帮你、指导你如何照顾自己的宝宝。

○ 管家

这种人一般没有资格认证，而且多数保姆同时也都是管家。

○ 家庭保姆

家庭保姆一般都很年轻，没有资格认证，帮忙照顾宝宝的同时还可以完成各种各样的家务。

○ 临时保姆

很多国家都颁布相关法令，规定临时保姆的年龄和工作时长。

○ 护理人员应具备何种资格

你要聘请的人最好有完美的简历、有力的推荐和丰富的经验，但最为重要的是以下条件：

- 这个人对照顾宝宝真有兴趣吗？
- 这个人很善良、很有爱心吗？
- 他能融入我的家庭生活中吗？
- 无论我是否在场，他都能呵护宝宝吗？
- 他干净整洁吗？
- 我是否想让他经常进入我的空间 —— 接触我的孩子？
- 他是否积极主动 —— 知道如何应付突发状况吗？
- 我无法照顾宝宝时，这个人能代替我吗？
- 他能和大孩子和平相处吗？
- 这个人是否很包容、尊重我的伴侣、其他家人并爱惜宠物吗？

最好听从自己的本能，这通常会是一种感觉。

◆ 犯错

人都会犯错！受雇的人真实表现通常会和面试时大不相同，或者这些人在理论和实际操作上并不一致。

如果你发现自己选择错误，要勇于承认，要尽快通知对方。如果没有效果，可以解雇对方。若你不喜欢对方，宝宝也可能不喜欢。

不要陷入思维陷阱，觉得自己忙到找不出时间来考虑雇人帮忙。尽量照顾所有人的需求，不行还可以再来。

◆ 试用期与合同

双方最好定个试用期并签订合同。

○ 如何雇人 —— 中介还是推荐

都由你决定。有些人喜欢中介，他们觉得这样能好好地检查和筛选，而其他人更喜欢听别人推荐。以下是需要考虑的一些事：

◆ 中介

中介可以快速过滤申请人，帮你节约时间和精力。好的中介也能做好宣传，根据你和宝宝的需要引导你。

雇人前，再次检查推荐信，查看有无犯罪记录 —— 中介会说已经检查过了，但既然是你自己出钱，签订合同时一定要再检查一遍。最好和申请人的前雇主核对一下，比较申请人的优点和缺点。这种情况下，要注意体会字里行间的言外之意，时刻关注自己的需要。比如，前雇主或许只是一味地夸赞申请人，但过后却大肆诋毁。别人的推荐也要好好考虑。

雇中介推荐的保姆之前，要认真阅读合同细则，了解自己的权利。如果试用期没有通过，通常中介有责任找人替代。

要了解：

- 自己的权利。
- 中介费用。
- 保姆的权利。
- 试用期时长。

● 中介的义务。

所有中介都会收取一定的费用，通常每次换人和试用期都要收费。

合同各不相同，但从一开始就要了解试用期有多久，你有何撤销的权利，因为有时试用期结束后中介会再次收费。有时，保姆试用期结束后，你可能要再出钱让中介找下一个你认可的保姆。

> "我认为保姆、月嫂和护理人员最重要的技能是要知道何时该出手帮忙、何时让新父母自行处理。"

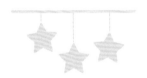

◆ 朋友推荐

口头推荐有明显优势，但你要注意，你朋友的需求及他们养孩子的方式可能和你的完全不同。

缺点是好友推荐的时候要注意，若推荐不起作用，可能会伤害到朋友 —— 小道消息也常常会在各家各户中传播。

○ 托管宝宝

很多妈妈觉得请人照顾自己的宝宝让人难以忍受。有些妈妈看到心爱的孩子积极回应另一个人会非常嫉妒，也会因此经常自我厌恶。这很正常 —— 但你别无选择，只能托人照顾宝宝。尝试合理安排时间，尽量多和宝宝单独相处。

有经验的护理人员会知道何时让你和宝宝单独相处。

面试保姆或月嫂的时候，可以和他们一起讨论如何呵护宝宝，如何安抚哭闹的宝宝。检查他们的资格证和经验，不要忘了查看推荐信。重要的是，你们双方都希望了解日程安排、家规、工作时长和报酬。

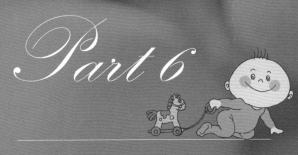

Part 6

几位新妈妈
的育儿经

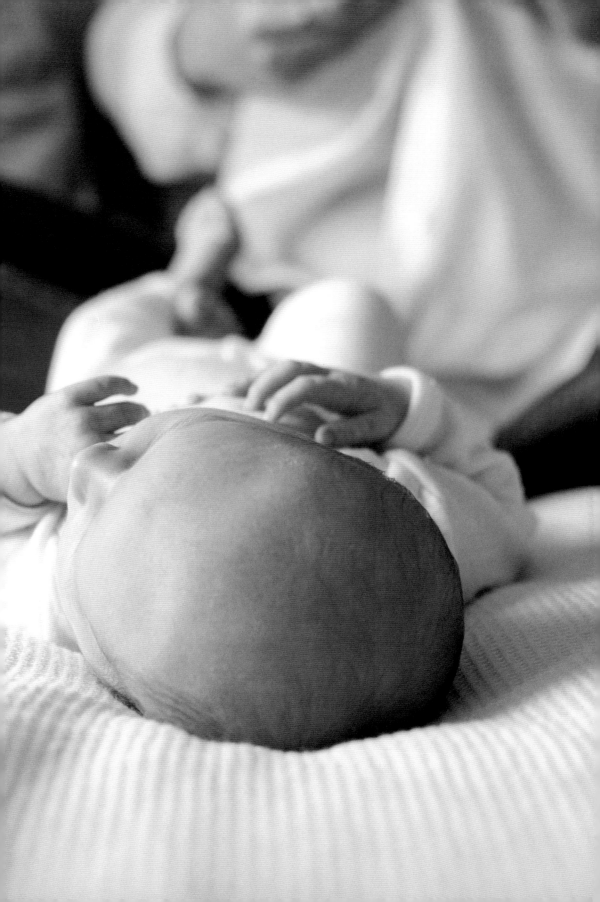

○ 奥利的妈妈

◆ 如何当妈妈

我有当妈的经验，知道何时停下，何时继续。经验告诉我，取下伪装很重要，不要总是想当女超人。我也知道育儿无所谓对错。而且，最重要的是，当妈妈是最为重要的天赋。

我知道这有点陈词滥调，但初次当妈完全颠覆了我的整个世界！第一次看到我家奥利的眼睛，那一刻永远刻入了我灵魂深处。突然之间，我又要为除自己之外的另一个人负责，我不知道没有他的日子我该怎么活。实际上，只用了9个月，我就造出了这个小人儿，真的让人兴奋不已。

尽管这一人生的重要时刻一团乱七八糟，我觉得我还是有了点当妈的样子了。我自己已成为按摩大师、营养大师和女性健康教练，见识过很多妈妈、宝宝和孕妇之后，我觉得自己占尽了先机。尽管我能更深入地了解孕期和产后自己身体上的生理变化，但真正"当妈妈"对我来说仍是一个挑战。

我觉得能在孕期照顾好自己，一直都很健康结实，所以应该能适应随后的生理变化。我读过一些文章和书籍，了解"孕期旅行"和"第四孕期"的重要性。甚至我还和客户讨论过。

尽管如此，我也与其他妈妈一样，无法真的安心坐下，谈论在产后数天和数周内自己期待着什么。

这就是为什么大家如此喜欢、看重特蕾西——她帮我们如何为人父母。特蕾西照顾过的孩子比我们任何一个都要多！

◆ 第一天——"天啊！我当妈了！"

没人能真的说清楚有了孩子之后的感受。妈妈们都彼此心照不宣，大家微笑着点点头，说"欢迎加入"，但大家都不会提到极端的情绪变化以及身体上的感觉。（为何新妈妈们觉得要戴上面具，面对外界时要表现得完美些？）

奥利的出生就像教科书般完美。他完全是自然生产——他在家里出生，我决定的。对我来说，家里让人感觉舒服、安静。

但我却完全没料到产后我有多么的虚弱、易受伤害、脆弱和疼痛——尽管还伴随着无上极乐。我原以为宝宝就是从身体里"砰"地蹦出来，然后我就可以穿上跑鞋，四处溜达……我终于知道，我被骗了！剑桥公爵夫人凯特王妃刚生过孩子第二天就能穿着高跟鞋走出医院，发型完美，仪态万方，但这对我的产后恢复根本没什么用。

◆ 产后的身体

大多数新妈妈——特别是初为人母的妈妈们——都过于关注生孩子，从而忘记考虑产后需要什么来恢复的问题（这里，我讲到的不仅仅包括必要的妈咪内裤和卫生棉）。我已经做好了产前准备，但我完全忽略了身体和治愈伤口需要的东西。

我还记得产后第二天我就让我的丈夫去买一些天然产品，护理女性私密部位，才感觉稍微舒服些……哎，那事真惊悚！

虽然我们的身体构造就是为了方便生孩子，但是最后不管你用哪种方式生产，生孩子都是一件大事，身体都需要时间恢复。

真的……母亲是我有生以来最具收获但也最为卑微的工作（有时也是极其劳累的工作），产后最初12周我们会竭尽所能为宝宝创造最为舒适的环境。

最初几周里，我们身体的所有系统都努力运转，想要恢复到怀孕前的状态——包括生殖系统、心血管系统、呼吸系统、肌肉骨骼系统、肠胃系统、内分泌系统和神经系统。简而言之，我们的身体负荷很大。所有一切都优先考虑新生儿，而妈妈们多半都非常缺乏睡眠，更不用提美容觉了。

妈妈们的身体恢复取决于生产方式、身体本身的健康状态以及产后营养补充（我知道，这听起来很奇怪，因为妈妈们所有的注意力全部集中到了宝宝身上），身体自愈需要6到12周左右时间。

如果有撕裂和擦伤的情况，恢复的时间会更长，相信我，你的身体一定会恢复——真的很神奇。

根据我以前犯过的几次错误中得出的经验，现在我诚心实意地告诉大家，产后最初12周对自己一定要极致温柔，这点非常重要。

○ 塔米，有女3岁有儿6周

我和丈夫结婚10个月后决定要孩子。我很快就怀孕了，我俩非常激动，我甚至从来没想过这个问题：要是没按计划进行怎么办？我们去上了分娩课，买了婴儿必需品，我们觉得已经完全准备好迎接新生命的到来。然后，重重障碍纷纷出现。

首先，我没有按计划在水中自然分娩。其次，母乳喂养太疼、宝宝吸得特别痛，简直让我无法呼吸——我根本就没想过，也从来没经历过如此"让人吃惊"的事情。再次，因为我的宝宝"不能茁壮成长"，我被迫换成了配方奶粉。我觉得非常失败，作为女性天生就会做的事情我都做不好。然后，我遇到了第四个障碍：产后抑郁症。

◆ 母乳喂养问题

无法母乳喂养让人觉得很不舒服 —— 就好像我做不好女性天生应该做的事。但我现在知道很多女人都不行。

对我来说，最糟糕的是要让我心爱的宝宝喝下第一瓶配方奶粉 —— 毕竟，母乳是纯天然的，而配方奶粉就像是"毒药"。如果你无法转换观念，就会很不甘心。

当时，我号啕大哭。我觉得自己是个废物，不被需要了，不能再为宝宝提供营养。我还觉得要向其他妈妈们求证是否要给宝宝吃奶粉。而其他人不止一次告诉我说："你还要再努力！"以及"作为女人，不能母乳喂养，根本没道理。"

我尝遍多种药物，有天然的、有医嘱的，尝试了各种方法，咨询过哺乳顾问，产前也挤过初乳，按24/7喂奶方法喂养，尝试皮肤接触、按摩、用吸奶器……所有能想到的方法都试过了，都没用。宝宝吃到的奶还不够正常食量的四分之一，体重因而不断下降。

但是现在，我的两个孩子都很健康快乐。女儿两岁半，根本不像谣传的奶粉宝宝那样，既没超重也不爱生病。和我预料的相反，女儿健康活泼！了解到了这一点之后，儿子出生的时候吃的也是奶粉，我们非常放心。所以真相就是配方奶粉一点都不可怕！

现在，在公众场合，我一点都不害怕，大大方方地冲奶粉。（关于这一点，人们评价妈妈时，总会看公开给宝宝喂奶的方式 —— 母乳还是奶粉，这点很讽刺。有人一直都不敢在公众面前展示。）

我的小家庭很圆满，儿子也到了新生儿的最后阶段，我慢慢乐观起来。当然有时我还是很矛盾，因为我比较支持自然分娩和母乳喂养，但我的两个孩子吃的都是奶粉。现在我觉得作为父母，我们必须尽量保证宝宝苗壮成长。

◆ 产后抑郁症

回想起女儿刚出生的头一年，我觉得那时就像是个黑洞 —— 情绪混乱：大多是伤心、焦虑、对自己愤怒不已。后来，女儿10个月大的时候，我终于采取行动，这本应该是几个月前就要做的 —— 寻求帮助。

药物治疗对我没用 —— 药物会让我觉得精神不振，但不用药我就更不行。这时，医生向我推荐了一位很棒的咨询师，他改变了我的一生。

但是后来，儿子出生，我再次患上了抑郁症。不过，这次我和丈夫都已经做好了充分的准备。他知道我情绪低落的原因，他的帮助和支持是无价之宝。我的丈夫晚上起来喂奶，这样我就可以睡觉 —— 我们都知道缺乏睡眠对我影响极大。他还会鼓励我，让我高兴起来，当时我发现女儿的所作所为让我无法忍受，我甚至想要"处置"她，也是丈夫一直守护在我身边。我非常感激，能够得到他无微不至的关爱 —— 那对我帮助极大。

亲身经历后，我现在终于明白请别人帮忙没什么可怕的，也不像我想象中的那么难。请人帮忙千万不要把自己看作负担！这不是哗众取宠，也不是暴露缺点 —— 对你和家人来说，这是爱的表现。

○ 费姆克，两个孩子的妈妈

◆ 家庭关系

我和丈夫已经结婚10年，感情非常稳固。所以，你可能会认为孩子出生后，一切都会自然地按部就班并锦上添花。我没有意识到宝宝也会引发新的争吵。

这很奇怪，因为宝宝出生后，你们更加需要彼此，但结果却是两人都暴躁不已，比没孩子时还要严重。

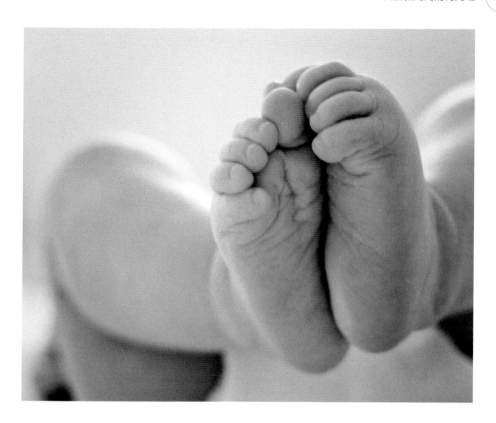

　　妈妈们容易过度保护——我们总是认为自己的方法最好。宝爸替我照顾孩子时,我"被强迫"必须"听之任之"。比如,不要质疑他给宝宝穿哪件连体衣(虽然大小不合适!),不要对他的喂奶方法指手画脚,他过度刺激宝宝时也不要出谋划策。结果我发现咬紧牙关、不发一言真太难了!

　　至于亲密问题,宝宝出生后需要做出巨大调整。你的精力多数都给了宝宝,一天结束时,也没什么余力了。更不用说你也会觉得自己一点都不性感了。伴侣开始觉得受到忽视,缩回自己的壳里,这会让妻子更愤怒,因为妻子想要伴侣帮忙照顾孩子。

　　我和丈夫两人在孩子出生后前几周都脾气暴躁,然后大吵了一架,随后两人才重新调整。

◆ 母乳喂养

　　第一次生孩子时，我母乳喂养很困难。我生产时用了吸罐帮助分娩，产后我在医院住了一个晚上，根本没人照顾我。我清楚地记得一位护士抓住我的乳房，帮我下奶，我觉得很不舒服，就好像是我的身体突然变成了公共财产。在医院里待了24小时后，我的乳头肿胀发痛。育儿中心给了我适当帮助，但我的乳头已经非常疼痛，所以，每次喂奶我都要咬紧牙关。

　　三天后我回到家里，宝宝很不安，没有吃饱。现在看来，我当时还没有完全出奶，而且因为宝宝个头很大，保姆还建议我用吸奶器增加奶量，外加配方奶粉。

　　宝宝饿得直哭，让我觉得很难受，而且我也担心奶水不够 —— 所以我一直用吸奶器吸啊吸（半夜还吸），开始让宝宝尽量吃我的奶，不管是母乳还是奶粉都用奶瓶喂，这样我就能看到他吃了多少。

　　习惯了用奶瓶的宝宝很快就不愿意吃母乳了，因为我吸到的奶不够他吃，我不得不增加奶粉。宝宝5周的时候，我咨询了育儿中心的哺乳顾问。我清楚地记得当时的情形。我对顾问描述了我的所作所为，她吃惊地扬起了眉毛，看了看宝宝的母婴手册，问道："为什么你要加奶粉？他的体重一直在增加，新生儿每两小时吃一次奶很正常！"她还问我看过哪些育儿书籍，我告诉她之后，她说我读的那些书都未经研究证明，建议我不要看了。当时孕激素的影响还没有消失，我号啕大哭，觉得自己是世界上最糟糕的妈妈。我竭尽全力，想要做到最好，但却发现干的都是些蠢事。

　　她告诉我要让宝宝吃母乳，唯一的方法就是断了奶粉，也不要用奶瓶喂奶。我听从了她的意见，不出所料，第二天简直就是地狱。宝宝一直尖声哭叫，直到下午4点，根本无计可施的我被迫让步。他吃了很多奶粉，超过了一般小宝宝的量。

随后几天，我都尽量让他吃母乳。这样持续了4个月，宝宝一吃到乳头，就烦躁不安，我只好让他吃配方奶粉吃到饱。

生第二个孩子的时候，我想我会更聪明些。我还是在医院里生的娃，但这次很幸运，我记得那些技巧，而且还带了几件好用的产品，乳头也处理过了。第二个宝宝个头也很大，也是饥肠辘辘的，但这次我没那么紧张，奶水就出来了。当然，根据我的第一次经验，有那么几次我还是担心奶水不足。我的丈夫能很快做出判断，告诉我说："他还饿着，你的咪咪不行啊。"对此，我就会回答他说："如果我说你的鸡鸡不行了，你觉得怎么样？"

关于母乳喂养，我的经验就是母乳喂养很耗时、难度大，而且开始的时候很痛 —— 伴侣帮忙挤压时会非常痛。

喂养第二个孩子的时候，我坚持下来了，结果非常好 —— 我很高兴没放弃。如果第一个孩子的时候我能得到更好的建议和帮助，那一定会是一次完全不同的体验。

我永远不会，也从来不会根据宝宝吃奶粉来评价一位妈妈，对于那些给宝宝吃奶粉的妈妈，请不要蔑视她们。做必要的事情即可。

◆ 睡眠不足

天，没人能替你准备这个，是吧？我怀孕时曾在杂志上看到过，我当时还在想，为什么他们不写点高兴的事？只有经历过的人才真正懂得，知道白天那些最基本的琐事非常耗费精力，让你没什么余力做其他事，即使整天在家也是如此！

我记得有一天，我正开车时，车子抛锚了，我哭着给丈夫打电话说："我我我我的车车车抛抛抛抛锚了，呜呜呜呜！"我在电话里哭得撕心裂肺。理智的那根弦崩断了，完全不知所措。

当然，关于谁最缺乏睡眠的问题上，你和伴侣还会争执不休。我丈夫常说晚上他也会被吵醒，对此，我会反驳他说他又不会起来喂奶，只是躺在床上醒着没什么大不了……

我发现睡眠不足对所有人来说都是最难的（分娩除外）。与吃东西不同，睡眠不足会影响生活的方方面面。人都需要睡眠，睡眠不足会让人感觉非常糟糕。有一天，我把空垃圾桶放回原位，手里拿着垃圾和手机，然后，我用力把手机扔到了垃圾桶里，手里却抓着垃圾不放……

不幸的是，没有家人能帮我们——没有家人帮我们做家务、带宝宝去散步，好让我们睡觉。

看着宝宝，觉得能够拥有宝宝是多么幸福，这样我才能坚持下去——就不要算我缺了多少小时的觉了！

○ 爱玛，两个女儿的妈妈

◆ 孤独感

我家第一个孩子艾拉出生的时候，我们在东京工作和生活。我是顺产，在医院里待了整整一个星期。这是日本的传统，他们觉得这样对母亲的身体恢复最有利，妈妈身体壮实点，回到家里才能好好照顾宝宝。

有了医院助产士的帮忙，我的奶第三天就出了，很快就开始了母乳喂养。但是，我出院后就完全不一样了——对我的帮助就基本没了，只有一次助产士来看了看我，这还是应我的要求，还有每月一次到产科医生那里检查。

我记得我当时觉得非常孤独，特别是我丈夫去上班后。我的朋友大多都要工作，所以整整一天我都是独自在家照顾宝宝，直到下午或晚上朋友才会来看我。

最初几周，我记得自己几乎天天以泪洗面，不过，我觉得那不是产后抑郁症。我只是觉得孤独，而且我还很矛盾，不知道应该怎么照顾小宝宝！

最难办的是，在此之前，我非常自由、独立，想干什么就干什么，但现在我的整个生活几乎完全被这个小人儿掌控了！这是我以前没想到的。生艾拉之前，我关注的是分娩和一些很实际的事情，比如喂奶、睡眠、衣服等等，当然还有我们想成为什么样的父母，并没有充分了解这个宝宝会如何影响我们的日常生活。

◆ 呵护与自己睡觉

艾拉前两周睡得很好，我当时还觉得真是简单，不明白为什么大家会有那么多抱怨。后来艾拉整日整夜吃奶、边睡边吃。

然后，艾拉吃奶的时候就不再边吃边睡，事情就变得难办了 —— 突然之间，我必须要找到新的方法帮她入睡，通常是我抱着她，或者放到婴儿车里。

我会利用所有机会，快速地把醒着的宝宝放到婴儿睡篮或童车里，带着襁褓。有时她会慢慢睡着，但如果她呜呜哭个不停，我就会抱起她，让她在我怀里入睡，或者让她吃奶，直到睡着。奇妙的是，艾拉12周的时候开始自己睡觉，每次我只要把她放到童床上就行了，而且几周后，她整个夜里都会一直睡，中间不会醒。貌似是我在前12周的呵护让她觉得安全、感受到关爱，所以我一把她放到床上，她就安心地入睡了。

> 貌似是我在前12周的呵护让她觉得安全、受到关爱，所以我一把她放到床上，她就高高兴兴地安心入睡了。

◆ 第二个孩子

　　艾拉两岁半的时候，我们搬回新西兰，一年后，我的第二个女儿格丽塔出生了。

　　格丽塔的出生与之前完全不同，我怀孕40周的时候，产科医生决定催产，因为孩子太大了。格丽塔足足有4.2公斤，而艾拉才3.4公斤。清理扩张后，我接受了硬膜外麻醉，然后医生刺破了我的羊水。宫缩开始的时候，我没有任何感觉。只要觉得稍微有点痛，我就会按下麻醉泵上的自控按钮（这东西我在日本没有用过，因为多数日本女性分娩时都不用止痛剂）。晚上7点15开始，到晚上10点半格丽塔才生出来，那是个冬日的晚上，又黑又冷，我们当晚就出了院！我只在育儿中心待了一个晚上。

　　这次我出奶还是很快，喂奶不成问题。但我回家前没有得到充分休息，完全是筋疲力尽，而且这次还有一个学龄前儿童需要照顾，尽管她不费什么劲，但我更加难以入睡了。记得前几周我身体上一直都疲惫不堪，而与之相反的是心情非常放松，因为我知道后续发展。

　　在某些方面，格丽塔很好照顾，好像本性就更容易相处。大家都说这是因为生第二胎的时候妈妈更放松，或许有这方面的原因吧，但我觉得她就是本性如此。不过，因为是第二胎，我不可能像第一胎那样照顾她，而且睡眠也是一大问题。

　　和艾拉一样，前几周格丽塔也不睡觉，慢慢长大后，格丽塔入睡更困难了。她会在我怀里打盹，或者吃奶的时候打瞌睡，但很快就会醒。帮她进入深度睡眠非常耗时，所以我根本不可能让她在我怀里睡觉，不像艾拉那个时候了。

　　慢慢地，我试着在她醒着的时候把她放到摇篮里，我吃惊地发现过了那么一会儿，她就开始慢慢睡着了！白天的时候，格丽塔还是会在浅

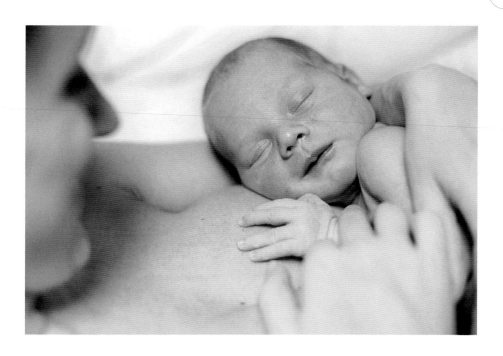

睡的时候醒来，但有我帮忙，她很快就会重新入睡。

晚上的时候，我们仍然会抱着她，帮她入睡。晚上她醒来的时候，我们惊慌失措，怕她会吵醒艾拉，所以我们会快速冲过去，在她闹腾之前就抱起她，喂她吃奶，然后轻轻摇动，让她入睡。

我不知道是不是因为格丽塔的营养不如艾拉，所以才入睡困难，另外，夜里她一醒我就冲过去抱起她，她就没有机会自己重新入睡了。

后来根据特蕾西的建议，我们逐渐让格丽塔学会了自己重新入睡，艾拉只有几次被她吵醒。

○ 卡雅，有一对双胞胎女儿

我下定决心要给我的双胞胎女儿全吃母乳，所以全副武装，准备了护理枕，查询了所有能找到的信息。怀孕33周的时候，我进了产房，尝试了自然生产，没有成功，孩子卡住了，最后还是选择了剖腹产。

两个孩子都很健康，但很小，体重分别只有1.7公斤和1.9公斤。她们在新生儿重症监护室（NICU）待了三周，"养肥"后才回家。我每2到3个小时就要挤一次奶，还尝试喂她们吃母乳。

在医院最后的几天里，我们终于让宝宝们咬住乳头，吃到了母乳，这样她们的体重才会正常，48小时后我们就可以回家了。

很不幸，宝宝们养成了一些坏习惯，把我的乳头当成了吸管。虽然她们含吮得很好，但为了让她们吃饱、发育好，我经常长时间、高频率"奉献"乳头，喂奶结束后我的乳头经常会裂开，每次喂奶都痛苦不堪，我都会痛得直哭。

我们到医院几次，咨询了哺乳顾问，一次小女儿松开我的乳房时，满口鲜血，我的乳头开裂，血流不止，那成了压倒我的最后一根稻草。

当时我已经开始使用多种方法喂奶，吸奶器和亲喂交替进行，让乳头休息一下，并决定用这种方法代替我原来的想法。我原本都决定放弃母乳喂养，改成配方奶粉了 —— 那时很多人都建议我这么做 —— 只要宝宝乐意，我会先用吸奶器吸母乳，然后用奶瓶装好喂她们。

说实话，那段时间真是犹如炼狱。在某种意义上，可以说是母乳喂养和人工喂养最精华和最糟粕的东西合而为一了！有时这种方法很有效，有时却像是噩梦一般。

但是，10个月后，我可以很骄傲地说，我的宝宝们没吃一滴奶粉，现在体重猛增，达到9公斤，非常健康。而且还有额外之喜 —— 我丈夫和家人都很喜欢帮忙喂奶，我们喂奶时不用顾忌场合（在公共场所不可能同时亲自喂宝宝！）当然，缺点也有，比如无法亲自用我喜欢、宝宝也喜欢的亲喂，我有一种愧疚感。缺陷还包括要清洗、消毒所有奶瓶和设备，旅游或度假时如何安全储藏、运输、加热吸出的奶。最糟的则是要额外花费时间和精力吸奶，尤其是同时还要照顾两个特别活跃吵闹的宝宝。

我经常在她们午睡的时候吸奶，这样她们醒着的时候我就会一直在她们身边 —— 也就是说我要早上5点起床，晚上将近12点时还没有上床睡觉。但我知道不会一直这样。

在那段艰难的时光里，我只要看着我美丽的女儿，看着母乳把她们养得白白胖胖，我就心满意足了。

我现在的目标是让她们吃母乳直到1岁后，然后我会慢慢减少吸奶。

○ 一位女孩的妈妈

我初次见到特蕾西的时候，女儿6周大了。当时，从早上7点到晚上10点，我们每3个小时喂一次奶（如有必要，会更加频繁），晚上10点到早上7点间，有需要我们才喂。我的女儿是全吃母乳，而且出生时非常小，体重只有2.45公斤，所以我采用少量多次的方法，一次耗时45分钟到1小时。

◆ 自己入睡

遇到特蕾西之前，我经常给女儿使用襁褓，让她直直地靠在我肩膀上，然后在屋里四处走动，拍着她的皮肤，直到她快睡着才停止。然后我会小心翼翼地把她放到摇篮里，怕弄醒她，不过，经常是我一放下，宝宝就会醒来，开始哭闹。

宝宝在白天还有规律的午睡，持续两个小时，睡35～40分钟就会醒来哭闹。但宝宝会出现无声回吐的迹象 —— 弯腰弓背，一直哭闹，吃奶时拉扯乳头，奶从胃部回流时大声吞咽。

起初，特蕾西建议我让宝宝自己入睡 —— 我记得她说我们"学会走之前要先学会爬"——所以在尝试教宝宝"重新入睡"前，先教宝宝"自己入睡"。

我从没想过在宝宝清醒的时候放下她，让她睡觉，但真的很有道理：如果你不给宝宝提供机会，让她学会自己睡，那从今往后就会一直需要你帮忙。

自己入睡不是指就放任他们自己哭——你一离开房间，她就会开始哭，那你就该回房间。

刚开始时，我会离开1分钟，然后回来，宝宝慢慢长大后，我们会增加到5分钟，然后回屋待5分钟，然后离开5分钟，以此类推。

我记得后来达到一定程度，我会出去和一群妈妈们喝咖啡，她们非常吃惊地看着我满怀信心，把才12周大的女儿留在童车里，清醒地躺在顶上挂着一层细薄棉布的童车里——而几分钟后，她很快就睡着了。然后我就会解释说这不是幸运，而是我听从特蕾西的建议，教会了宝宝如何自己入睡。

除了自己入睡，特蕾西还建议我们把白天喂奶时间缩短为早7点到晚7点，而不是晚10点。起初我有点不太情愿——这不就大大减少了宝宝的睡眠时间？同时也减少了我的睡眠时间？但是，特蕾西再次给我解释了原因，说这样可以让我的女儿找到夜间自然睡眠的节奏，效果好像很好，宝宝会从晚7点一直睡到凌晨1点。

我和丈夫也很喜欢，因为我们每天晚上7点后，有了放松休息的机会——而白天最后一次喂奶已经结束了！而且我也可以早早上床补眠。慢慢地随着时间的推移，女儿6个小时的大块睡眠时间逐渐延长，四个半月的时候，她可以从晚7点睡到早7点。真是太幸福了！

◆ 午睡与重新入睡

然而，和晚上一样，我们仍然面临白天午睡方面的挑战，而这也是最难的：教女儿如何重新入睡。

起初，效果还不错，女儿睡30～45分钟后醒来开始哭，我就会进来，直接抱起宝宝，坐在舒适的椅子上，屋里光线要昏暗些，把宝宝安静地抱在怀里，轻轻拍打，就会让宝宝继续午睡，而我会读读书，玩玩手机游戏。所以，虽然白天我做不了很多事，必须在黑乎乎的屋子里待很长时间，但一切都还好。实际上，轻轻拍着宝宝，看着宝宝舒服地躺在怀里真的很不错。这是特蕾西送我的另一份礼物——坚信让宝宝在自己怀里睡并不是溺爱宝宝，实际上这给宝宝带来了安全感、关爱与呵护。

◆ 在童床上重新入睡

女儿稍大点后，就该教会她如何在童床上重新入睡，而不是在你怀里——这时，重新入睡才变得困难起来。能坐回到舒适椅子的日子一去不复返了。现在，你要在黑乎乎的屋子里，弯腰伸出胳膊费力地环抱着宝宝，安静地轻拍宝宝，帮她重新入睡，这很耗时间，有时长达40分钟。而宝宝此时非常疲倦，努力想要入睡，可能还会因无声回吐而有点不安。我还记得宝宝睡了30～45分钟后醒来时，我差点忍不住抱起宝宝，但我知道女儿并不饿，还很疲倦。而且因为宝宝回吐，所以下次吃奶前至少需要90分钟才能消化。

那段时间很艰难，情绪非常不好，我经常觉得毫无希望。好像今后我的人生就要在黑黑的卧室里和女儿一起度过——而那时，没有我的帮忙，女儿可能永远也学不会重新入睡。不过，碰巧特蕾西给我发了一封电子邮件，问我进展如何，我给她讲了我的感受，她提醒我说重新入睡真的很难，并安慰我，说我做得很好，长期坚持就会有很大收获。这让我重新有了动力，最终，辛苦的努力有了丰厚的果实。

◆ 无声回吐

另外，我们还尝试解决女儿无声回吐的问题。宝宝看起来好像不痛不痒——只是有点胀气——但我肯定这是造成宝宝重新入睡困难的一个原因。我经常怀疑自然疗法，因为我更相信经科学研究证明的疗法。但是，特蕾西建议不要直接用奥美拉唑这样的药物（因为无明显疼痛），试试用百分百无奶的饮食，并使用顺势疗法的药剂缓解胀气。她还推荐了整骨疗法，好像让我女儿好转了些。特蕾西对待回吐的宝宝经验特别丰富，而且她的建议从来没出过差错，我决定试试。这耗费了一段时间，但随着女儿消化系统的成熟，她在6个月大的时候不再回吐。而且，我非常高兴不用吃药就解决了问题，因为药物会扰乱宝宝消化系统的天然功能。

◆ 形成节奏

现在回头看看，我感激不已，幸亏遇到了特蕾西，听从了她的意见——尽管有时好像很难，有时我还很困惑，因为这些建议和其他"专家"的意见冲突。例如，我女儿12周的时候，一次清醒的时间只有1个小时，特蕾西鼓励我们每10天把宝宝清醒的时间延长15分钟，一直延长到一个半小时。这和我以前听到的建议完全相反，即要观察宝宝"疲劳的迹象"，但我还是试了试，结果一周左右，女儿的生物钟就调节好了，她可以一直保持清醒，长达90分钟。

特蕾西告诉我白天的时候保持一段时间的清醒，并教会宝宝如何在午睡的时候重新入睡，也会让宝宝在夜间睡得更好。我要说的是：一切靠事实说话——现在我女儿10个月了，以前和我一起喝咖啡的朋友还在纠结于我已经解决的问题，即宝宝总是在夜间醒来，午睡只能睡45分钟等等，而我女儿可以在晚上一直睡12个小时；我也不记得上次在午睡的时候进屋帮宝宝重新入睡是在什么时候了。不过，如果女儿在夜间中途醒来，我现在也有了合适的工具，也有信心渡过难关，这是一件很棒的礼物，我希望送给所有新父母们。

○ 盖尔，双胞胎的妈妈

◆ 母乳喂养和舌系带过短

我从未想过母乳喂养会这么困难。和所有准妈妈一样，我真心希望能顺顺利利地让宝宝吃到母乳。

我曾想象过，自己就像大地母亲一样，随意地抱起双胞胎，开始喂奶，奶水汩汩流出，让他们吃到饱。会出什么错呢？毕竟，一切都是板上钉钉的事儿，产前培训课上看着也非常简单——至于两个一起喂奶，毛毛雨啦！

所以，双胞胎出生的时候，我大受打击。

在医院里，护士们都帮我刺激乳房，每位护士让宝宝含住吃奶的方法都稍有不同。一位护士说要一次喂一个宝宝吃，而另一个则说要两个一起喂。有的说让我这样抱宝宝，有的说要那样。我们完全不知道该怎么办。

我正挫败伤心之时，宝宝们饿了，马上就让我知道了，一点都不害羞。没奶不是问题——我奶水足着呢，所以我就开始挤奶，亲自母乳喂养的同时再加上挤出的母乳。

一切看起来都没什么问题，但为什么宝宝们一直尖声哭叫，想要吃更多的样子，然后就埋头苦吃挤出的母乳，就好像一周没吃东西一样。

最终我们去咨询了哺乳专家，发现两个孩子都是"舌系带过短"，也就是说，对于他们，母乳喂养就像是从一段弯着的吸管里喝水。

用挤出的母乳喂奶次数越多，我就越不愿意再亲自母乳喂养了。宝宝们也更幸福快乐，也能吃得饱。唯一的问题就是每次喂奶后，挤奶太耗时间了——我常常因此而精疲力竭。还要再加上清洗奶瓶并消毒——两次喂奶中间就没什么休息时间了。

在家里，睡眠对新生儿来说非常宝贵——多胎就更是如此了。我发现因缺乏睡眠我开始怨恨他们，这样就很难建立亲密的关系。

持续挤奶6周后，在助产士、医生、育儿专家、朋友和丈夫的支持下，我告别了吸奶器，开始让宝宝吃奶粉。这项决策很英明，从此以后，宝宝们更结实有力了。尽管时间可能有所巧合，但我觉得不久之后就和他们融为一体了。

我曾很喜欢母乳喂养，而且也努力了，最后，我才发现什么对自己最好、最适合自己。决定让宝宝吃奶粉并不是说你就无能，不要听别人胡说。

○ 谢丽尔，两个孩子的妈妈

◆ 用奶瓶全母乳喂养

生第一个孩子的时候，我错误地认为母乳喂养很简单，我没什么问题。但真疼啊！我家保姆和医院助产士都说宝宝的姿势没什么错，我要坚持下去，习惯了就好。结果根本没用。

每次喂奶还是很痛，疼得我眼泪汪汪。我常常缩短喂奶时间，或者因疼痛推迟喂奶时间。我试着用了一下乳头防护罩和奶油，基本没用。后来，我发现宝宝一周内体重都没增加，就不再亲自喂奶，开始用吸奶器吸奶，装到奶瓶里喂宝宝吃。不幸的是，已经有点晚了，我的奶水已经减少，必须用奶粉补充。3个月的时候，我家宝宝已经全吃奶粉了。

生第二个宝宝的时候，产后第三天又开始疼了，疼痛难忍。我丈夫了解情况后，建议我直接拿出吸奶器——他不想看我再重蹈覆辙。我听他的，效果极好，也不费什么时间，和母乳喂养一样（我家宝宝吃奶都慢，一次要一个小时）。我奶水很足，通常每天都要挤。

一两周过后，保姆又建议我重新再让宝宝自己吃母乳。我试了一下，2分钟后，宝宝睡着了。所以，就这样，我决定继续用吸奶器吸奶，这样女儿才能完全吃饱，还可以吃到母乳，直到6个月大小。

我的意见就是：要是特别疼，不要怕，拿出吸奶器吧。

○ 安娜，三个孩子的妈妈

◆ 重新入睡

正如很多人都赞誉特蕾西，我也要感谢她对我和家人的帮助。作为三个孩子的妈，我觉得自己并不需要帮助……我怎么会出错？历经12周的艰苦斗争，我想尽各种方法帮我的小儿子入睡，都没有成功，虽然宝宝有点回吐和胀气，可我已经养过两个孩子了，但我最终还是认识到我需要帮助。我认为特蕾西教给我的重新入睡技术最珍贵，所有父母都应该学习。她帮我冲破艰难险阻，终于成功，最终成果也不可限量 —— 一个安静幸福的宝宝，白天吃得好睡得好，整个夜里也睡得很香。这简直不能用钱来衡量！谢谢，谢谢你，特蕾西，非常感谢。每一位有育儿问题的家长，我都会强烈推荐特蕾西。唯一让我遗憾的就是我没有早点向她求助！

后　记

呵护12周以上的婴儿

父母是孩子终生的老师，帮助并鼓励自己的孩子走过每一段里程。

大概11周的时候，最好就开始思索自己想成为哪种父母。这将由你的生活方式、事业和其他家庭成员的需求决定。

你愿意继续采用宝宝为主导、父母协调为辅的方法吗？还是你更喜欢以父母为主导呢？

这都由你来决定，不要在不同意见中摇摆不定。最好先经历时间检验、多倚靠直觉，家人之间相互尊重，最后再选出最适合自己家的。

放心吧，最初12周里你的呵护和引导会给宝宝提供足够的发展空间，让宝宝更自信、更满足，顺利且自然地转换到下一阶段 —— 我称之为"理性呵护"。

○ 从襁褓到睡袋

从襁褓到睡袋，最理想的转换时间是在宝宝12周的时候。这时惊跳反射已经可以控制了。

把宝宝放到睡袋里，先一只胳膊放里面，一只放外面，最后发展到两只胳膊都放开。

还可以把襁褓布盖在宝宝胸部，布边塞到垫子下面。这样可以让宝

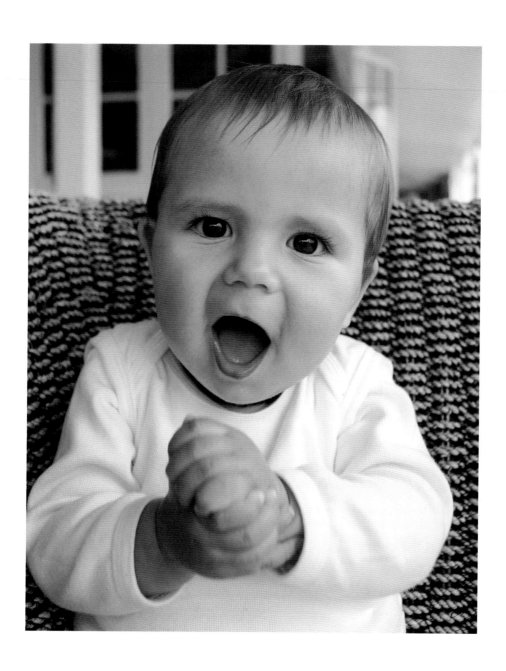

宝的手慢慢活动，不像裹襁褓那么受限制。

○ 12周后继续前行

最初3个月终于过去了，你现在也知道为人父母不仅仅是夜里不眠不休，整天和脏兮兮的尿布打交道，而宝宝只要"卖萌"就能让你家充满爱与欢乐，改变周围所有人的生活。

不管你是不是第一次当爸当妈，我相信最初的12周里，你对宝宝的关爱、呵护与引导一定会让宝宝（们）在人生中有了一个很好的起点。而同时他们无条件的爱也治愈了你，让你更加自信，怀着开放的心态，进入到下一阶段。

祝所有人一生幸福。

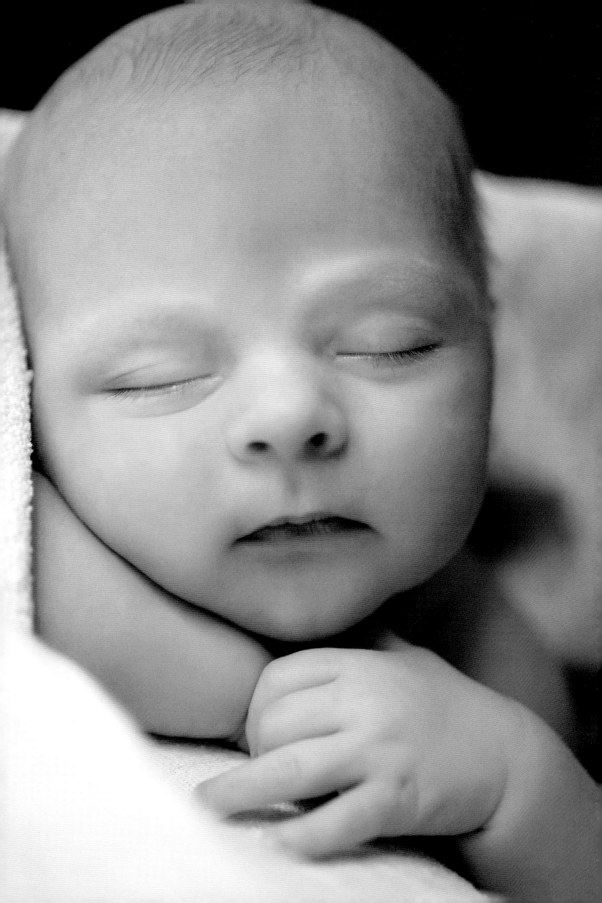

Welcome BABY